中华医学会精神医学分会组织编著

中国注意缺陷多动障碍防治指南

(第二版)

顾　问　陶国泰　林　节　杨晓玲　何晓琥
　　　　秦　炯　邹丽萍　王民洁　蔡方成
　　　　徐　通

主　编　郑　毅　刘　靖

副主编　王玉凤　苏林雁

编　委　(以姓氏笔画为序)
　　　　王玉凤　刘　津　刘　靖　苏林雁
　　　　杜亚松　吴增强　张劲松　陆　峥
　　　　罗学荣　金星明　郑　毅

图书在版编目（CIP）数据

中国注意缺陷多动障碍防治指南 / 郑毅主编. —2 版. —北京：中华医学电子音像出版社，2015. 9
ISBN 978-7-83005-044-3

Ⅰ. ①中… Ⅱ. ①郑… Ⅲ. ①小儿疾病-注意-缺陷-防治-指南 ②儿童多动症-防治-指南 Ⅳ. ①R748-62

中国版本图书馆 CIP 数据核字（2015）第 195000 号

网址：www.cma-cmc.com.cn（出版物查询、网上书店）

中国注意缺陷多动障碍防治指南（第二版）

主　　编：郑　毅　刘　靖
策划编辑：冯晓冬　史仲静
责任编辑：史仲静　裴　燕
文字编辑：杨　扬　张立丽
校　　对：刘　丹
责任印刷：李振坤
出 版 人：史　红
出版发行：中华医学电子音像出版社
通信地址：北京市东城区东四西大街 42 号中华医学会 121 室
邮　　编：100710
E-mail：cma-cmc@cma.org.cn
购书热线：010-85158550
经　　销：新华书店
印　　刷：北京顶佳世纪印刷有限公司
开　　本：850mm×1168mm　1/32
印　　张：6. 625
字　　数：144 千字
版　　次：2015 年 12 月第 1 版　　2017 年 12 月第 2 次印刷
定　　价：50. 00 元

编者单位（以姓氏笔画为序）

王玉凤　北京大学精神卫生研究所
（北京大学第六医院）
刘　津　北京大学精神卫生研究所（原）
刘　靖　北京大学精神卫生研究所
（北京大学第六医院）
苏林雁　中南大学湘雅二院精神卫生研究所
杜亚松　上海交通大学医学院附属精神卫生中心
吴增强　上海教育科学院
张劲松　上海交通大学医学院附属新华医院
陆　峥　上海交通大学医学院附属精神卫生中心
罗学荣　中南大学湘雅二院精神卫生研究所
金星明　上海交通大学医学院附属儿童医学中心
郑　毅　首都医科大学附属北京安定医院

内容提要

本书旨在提供系统、全面、专业、规范的诊疗策略，使注意缺陷多动障碍（ADHD）的诊断与治疗有据可依、有证可循，为 ADHD 的长期治疗和康复提供依据，同时还规范了 ADHD 的行为治疗、学校或单位及家庭环境调整的建议，是精神科、发育行为儿科、儿童保健科、小儿神经科、全科医师的专业工具书和教师及家长的参考书，具有学术性、权威性和实用性。

序　言

活泼好动是孩子的天性，几乎所有的孩子都有过注意力不集中和行为失控的时候。然而，有些儿童的行为失控绝非偶然。注意缺陷多动障碍（attention deficit hyperactivity disorder，ADHD）患儿就是这样一些儿童，他们的行为问题是如此频繁和严重，以至于影响了正常学习和日常生活。特别是到了成年期，患者的多动行为有所控制，但注意力不集中、做事不持久、易冲动、莽撞、爱冒险等表现仍很突出。因此，ADHD已被公认为是一种有神经发育异常基础、并影响人一生的障碍。

ADHD是最常见的儿童行为问题。国际上估计有6%~9%的学龄儿童受累。我国小规模的调查也发现有4.31%~5.83%的学龄儿童罹患该种疾病。该病呈慢性过程，60%~80%可持续到青少年，50%影响到成年期。最新颁布的美国精神疾病诊断与统计手册第五版（DSM-5）已经明确，ADHD属于神经发育障碍，可影响到成年期。成人同样应该使用ADHD这一诊断，并增加了诊断标准在成人中使用的解释。国际多中心研究显示，成人ADHD的患病率高达3.4%，美国为4.4%，影响患者的学习、工作、行为调控、社会适应和自尊。

ADHD是倍受关注和研究最多的精神发育和行为障碍，每年至少有上千篇科研文章问世。但是，关于ADHD的本质和最佳治疗的研究仍然存在大量的问题和矛盾。你可能已经拥有了许多有关ADHD的书籍，网络上也可以查到大量不同水平的研究信息和资料，各种建议和指导比比皆是。ADHD常常被媒体同时报道存在诊断过多和诊断不足，治疗过度和治疗不足。同样的治疗新药有的描述是基本用药，有的则认为十分危险。真可谓众说纷纭。患者、临床医师、教师和父母们如何分辨这些结论的真伪？又如何面对这些矛盾的信息？本书正是为医务工作者、教师、患者和父母们回答这些问题、正确规范ADHD在中国的诊断和治疗而编写的。

为什么会有这么多的矛盾和混乱？是否ADHD也像糖尿病或支气管哮喘一样容易诊断？答案是“不”。对于ADHD的诊断，没有明确的实验室指标，没有血、尿检查的异常，更不能靠X线或脑电图等指标来确定孩子是否患有ADHD。只有在家长、患者、临床医师、老师等有关人员的共同合作下，通过观察、分析判断孩子或成人的实际行为表现，并分析孩子或成人的行为是否影响及如何影响他们在家庭、学校、工作单位及其他环境中的表现，学习、工作状况，以及他们的自尊来综合诊断。孩子或成人的状况和症状表现可以通过仔细的观察、各种信息的交流、行为问卷的评价和其他方法来进行分析和评价。这种诊断过程可能会因为其他影响因素而复杂化，如：孩子或成人患者本身的焦虑、抑郁或其他行为障碍等，因有些症状看似与ADHD很相似或伴随ADHD，与之共存。因此，本书所提到的各种信息会帮助你准确地进行诊断，进而获得有效的治疗。

有关治疗我们应该了解什么呢？临床医师和心理学家通常通过不断地变换和整合不同层次的信息以帮助患者和其家庭找

到 ADHD 最佳的治疗和改善预后的方案。这些最可信任和最稳定的信息就是我们称之的“循证”。循证医学整合了临床医师的最佳经验和系统研究中的最佳临床证据，以做出适合于患者和家庭的最佳治疗方案。本书的治疗就是以循证为基础。目前，治疗中最强的证据显示药物和行为治疗是最佳选择，这些治疗经严格的临床研究证实是非常有效的。然而，有些治疗程序和常规步骤在现实生活中不太容易实施，对临床实践来说一直是一种挑战。因此，最佳治疗应该是针对不同的患者，尽可能在家庭人员、父母和老师的参与下，根据孩子或成人自己的家庭、工作和学校环境，灵活地采用本书提供的“最佳方案”，从而满足患者的特殊需要。

本书还规范了行为治疗、学校或单位及家庭环境调整的建议。你可以根据患者和其家庭情况选择适合孩子或成人的行为和环境治疗。关于系统的父母训练或夫妻培训可能受到父母及家庭文化和社区心理健康服务环境的影响，很难有统一的模式。但是，你可以从本书中获得有用的原则，实施一套适合于你自己患者的培训技术。假期训练营和学校训练项目也不一定能够在你所处的社区中找到，但是根据本书提供的原则，你也可以实施类似的行之有效的集体治疗。当然，目前还没有足够的研究来指导一个循证的、行之有效的行为和环境治疗方案，此方面的建议主要是基于专家的观点，有些观点尚缺少肯定的、大量的研究支持。故本书中对于家庭、单位和学校附加的行为治疗是基于最佳实践经验的结果。

在信息化的社会，难免出现信息拥挤和信息污染。许多书中有关 ADHD 诊疗的知识、网站上的资料、父母和患者聊天室中的信息等令人迷惑。有许多矛盾、未定论、甚至错误的信息。如：流行一时的通过减少饮食中的“糖”来控制ADHD症状的方法已经被证实无效，生物反馈治疗、感觉统合治疗也还需要系统而充分地研究以证实其有效性。如何才能获得成功的治疗？很显然，充分考虑信息来源的正确性非常重要，只有同时经得起循证和实践效果检验的治疗方法才是可信的。因此，临床医师、患者、家长和老师在选定治疗方法时，一定要确定这种治疗方法有无科学研究的基础，是否有行之有效的实践依据，同时要注意排除虚假广告和推销目的为主的宣传对治疗选择的影响。本书强烈推荐选择通过循证和实践证实的最佳治疗。因此，无论临床医师、患者、家长或老师在读本书和其他有关ADHD诊断和治疗的资料时，都应该时刻保持科学和不断钻研的眼光，要不断地问自己：“你是否掌握了经过循证检验的信息？”“你推荐或选择的治疗是否反映了专家最佳治疗经验？”“你是否排除了某些广告和营销宣传的影响？”

最后，本书的理念和指导将为ADHD的长期治疗和康复提供依据。尽管有关ADHD长期治疗的研究有限，特别是对现实生活背景中长期治疗和影响因素的研究更少。但是，正如本书强调的观点所示，随着精神医学的发展，最近几年有关ADHD的研究不断深入，有关ADHD的知识普及也很快，这些都将有利于改善ADHD患儿的预后。只是要想看到这些研究转化为更好的、长期的预后结果还需要更长时间的研究和观察。

我们有信心，通过不断的努力提供有关ADHD最新的循证研究结果和最佳的临床实践信息，通过科学地规范ADHD的诊断和治疗，全方位服务于ADHD患者，从而促进ADHD患者的早日康复，造福于家庭和社会。

本指南再版是在国家卫生和计划生育委员会等有关领导的支持下，经过两年多时间反复多次地讨论，广泛征求儿童精神科、发育行为儿科、儿童神经科和儿科学众多著名专家和学者的意见，经过多名儿童精神科、发育行为儿科、儿童神经科和儿科学界的专家认真编写和多次修改完成的。在此对大家辛勤的劳动和无私的奉献表示衷心的感谢。同时还要感谢国际指南编写组织、国际儿童青少年精神医学及相关学科协会、美国哈佛大学和美国纽约大学提供参观、学习和交流的机会，使我们的指南起点高、科学性强，易与国际接轨。

任何一部疾病防治指南都需要不断完善和提高，我们非常愿意不断地收集广大读者的意见，继续努力工作，使我国注意缺陷多动障碍防治指南达到更高的水平，以满足各科医师、教师、患者、家长和有关人员不同的需要。

郑 毅 刘 靖

2015 年 3 月

全国继续医学教育委员会文件

全继委办发 [2006]06 号

关于推荐学习
《国家级继续医学教育项目教材》的通知

各省、自治区、直辖市继续医学教育委员会：

为适应我国卫生事业发展和“十一五”期间继续医学教育工作需要，开展内容丰富、形式多样、高质量的继续医学教育活动，全国继续医学教育委员会同意中华医学会编写《国家级继续医学教育项目教材》。《国家级继续医学教育项目教材》是从每年的国家级继续医学教育项目中遴选，经近千名医学专家重新组织编写而成。《国家级继续医学教育项目教材》按学科编辑成册，共 32 分册，于 2006 年 4 月陆续与读者见面。

《国家级继续医学教育项目教材》主要是提供通过自学进行医学知识更新的系列学习教材，该教材包括文字教材和光盘，主要反映本年度医学各学科最新学术成果和研究进展。教材侧重最新研究成果，对医疗、教学和科研具有较强的指导性和参考性。它的出版为广大卫生技术人员特别是边远地区的卫生技术人员提供了共享医学科技进展的平台。

请各省、区、市继续医学教育委员会根据实际情况协助做好教材的宣传、组织征订和相关培训工作。

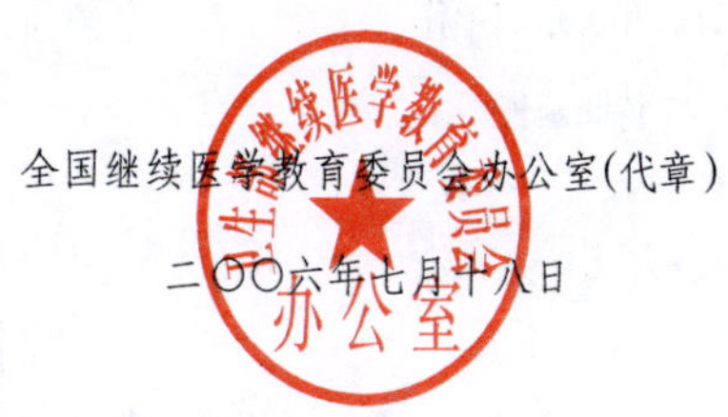

全国继续医学教育委员会办公室(代章)

二〇〇六年七月十八日

抄送：各省、自治区、直辖市卫生厅局科教处，新疆生产建设兵团卫生局科教处

中华医学会函(笺)

医会音像函[2006]80号

中华医学会关于转发全国继续医学教育委员会"关于推荐学习《国家级继续医学教育项目教材》的通知"的函

：

现将卫生部全国继续医学教育委员会办公室"关于推荐学习《国家级继续医学教育项目教材》的通知"转发给你们。

《国家级继续医学教育项目教材》系中华医学会接受全国继续医学教育委员会委托，与全国继续医学教育委员会联合编辑出版，是由各学科知名专家在国家级继续医学教育项目基础上按学科系统重新编撰的，反映医学各学科最新学术成果和研究进展的，集权威性、先进性、实用性为一体的继续医学教育教材，对医疗、教学和科研具有较强的指导性和参考价值。该出版物已被新闻出版总署列入"十一五"国家重点出版物出版规划(新出音[2006]817号)。

请各地方医学会和各专科分会根据实际情况协助做好教材的组织征订和相关培训工作。

特此函告。

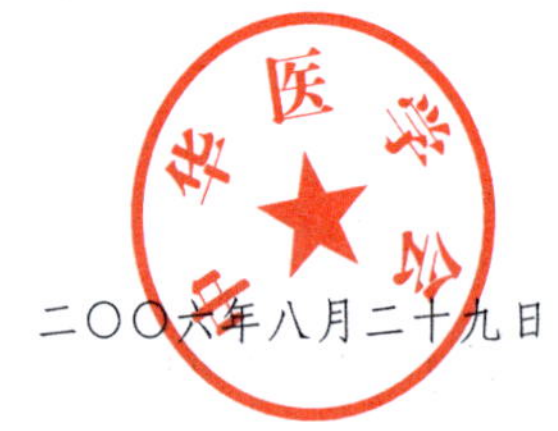

二〇〇六年八月二十九日

出版说明

医疗卫生事业发展是提高人民健康水平的必然要求，医药卫生人才建设是推进医疗卫生事业改革发展、维护人民健康的重要保障。国家卫生和计划生育委员会《医药卫生中长期人才发展规划（2011—2020年）》要求全国卫生技术人员继续医学教育覆盖率达到80%，因此，继续医学教育作为全国医药卫生人员毕业后业务再提高的重要方式任重道远。

《国家级继续医学教育项目教材》（以下简称《教材》）在2005年经国家卫生和计划生育委员会科教司、全国继续医学教育委员会批准，由全国继续医学教育委员会和中华医学会共同组织编写。该《教材》具有以下特点：一是权威性，由全国众多在本学科领域内知名的院士和专家撰写；二是具有很强的时效性，反映了经过实践验证的最新研究成果；三是强调实用性、指导性和可操作性，能够直接应用于临床；四是全面、系统，以综述为主，能代表相关学科的学术共识，而非某些专家的个人观点；五是运用现代传媒出版技术，图文声像并茂。

“十一五”期间，《教材》在最短的时间内启动了策划、编辑制作、学术推广等工作，自2006年以来已出版60余分册，涉及近40个学科，总发行量80余万册。综观《教材》，每一册都是众多知名专家智慧的结晶，其科学、实用的内容得到了广大医务工作者的欢迎和肯定，被全国继续医学教育委员会和中华医学会共同列为国家继续医学教育唯一推荐教材，同时被国家新闻出版广电总局列为“十一五”“十二五”国家重点出版物。本套教材的编辑出版得到了国家卫生和计划生育委员会科教司、全国继续医学教育委员会和中华医学会各级领导以及众多专家的支持和关爱，在此一并表示感谢！

限于编写时间紧迫、经验不足，本套系列教材会有很多不足之处，真诚希望广大读者谅解并提出宝贵意见，我们将在再版时加以改正。

《国家级继续医学教育项目教材》编委会

目 录

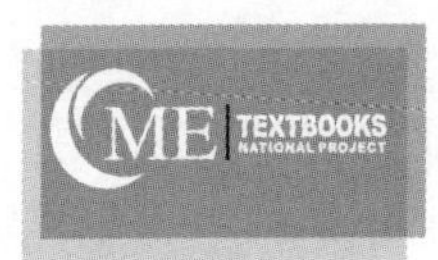

注意缺陷多动障碍的概念

第 1 章

注意缺陷多动障碍（attention deficit hyperactivity disorder，ADHD）亦被称为多动性障碍（hyperkinetic disorder），主要表现为与年龄不相称的注意力易分散，注意广度缩小，不分场合的过度活动和情绪冲动，并伴有认知障碍和学习困难，智力正常或接近正常。ADHD 常见于学龄期儿童，但有 70%的患儿症状持续到青春期，30%~50%的患儿症状持续到成年期。ADHD 常共患学习障碍、对立违抗障碍、情绪障碍以及适应障碍等，对患者的学业、职业和社会生活等方面产生广泛而消极的影响。目前，儿童精神科学者们普遍认为 ADHD 是一种影响终生的慢性疾病。

早在 1845 年，Hoffmann 已把儿童的活动过度作为病态来描述。1937 年，Bradley 指出这是一种儿童行为障碍的特殊形式，临床应用苯丙胺治疗取得很好的疗效。1947 年，Strauss 认为脑损伤是其重要病因，故取名为“脑损伤综合征”。1949 年 Clements 等认为这种脑损伤是轻微的，故称为“轻微脑损伤综合征”，简称 MBD。1966 年 Gessel 指出多动症不是轻微脑损伤，而是“轻微脑功能失调”，也简称 MBD。随着对疾病本质的逐步认识，1980 年美国精神病协会（American Psychiatric Association，APA）在精神障碍诊断和统计手册第三版（diagnostic and statistical manual of mental disorders，third edition，

DSM-Ⅲ）中提出该疾病，当时的名称是注意缺陷障碍（attention deficit disorder，ADD），明确诊断要求在注意缺陷、冲动两个症状群中症状的数量分别达到一定的条目数，在此基础上，如能满足多动症状群中的条目数，则诊断为注意缺陷障碍伴多动（attention deficit disorder with hyperactivity，ADDH），如达不到，诊断为注意缺陷障碍不伴多动（attention deficit disorder without hyperactivity）。1987 年修订后出现了 DSM-Ⅲ-R 诊断标准，疾病名称改为注意缺陷多动障碍，对症状的描述有所改变，要求在 14 个症状条目中达到 8 条，不再分型，而按严重程度划分为轻、中、重三级。1994 年修订而成的 DSM-Ⅳ仍沿用注意缺陷多动障碍的名称，但诊断的结构发生了较大变化，反映了对疾病实质的一些新认识和观点。DSM-Ⅳ将症状分为两大核心症状，一组为注意缺陷症状，要求符合 9 个条目中的 6 条；另一组为多动冲动症状，也为 9 个条目，同样要求符合其中的 6 条。将 ADHD 分为三型：如仅满足前者，即诊断注意缺陷为主型（predominately inattentive type，ADHD-I），仅满足后者诊断为多动冲动为主型（predominately hyperactive-impulsive type，ADHD-HI），二者均满足诊断为混合型（combined type，ADHD-C）。2013 年修订发行的 DSM-5 则在 DSM-Ⅳ诊断标准基础上，对部分症状条目进行了成人患者症状的补充，并对成人患者诊断所需的症状条目数进行了明确规定。近年来，世界卫生组织在《国际疾病分类》第 9 和 10 版（ICD-9 和 ICD-10）中将该疾病命名为“儿童多动综合征”。

目前现行的两个系统 ICD-10、DSM-Ⅳ和 DSM-5，用于确定诊断的 18 个症状条目描述完全一致，不同之处在于：ICD-10 要求注意缺陷、多动/冲动症状两大主征都要同时明显存在，而 DSM-Ⅳ和 DSM-5 只要一组症状明显存在即可；ICD-10 提倡一元诊断和诊断等级，一旦存在心境障碍、焦虑障碍和广泛发育障碍，则优先诊断这些疾病，而 DSM-Ⅳ和 DSM-5 允许 ADHD 和心境障碍、焦虑障碍共患。

不论是多动症、注意缺陷障碍或注意缺陷多动障碍，这些名称均不涉及对病因的描述，而都是症状描述性用语。

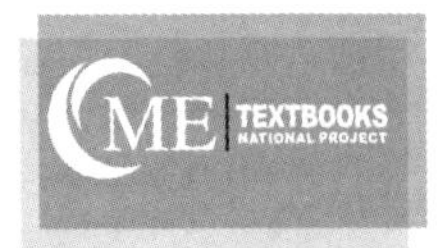

注意缺陷多动障碍的流行病学和防治现状

第2章

一、流行病学概况

ADHD 的患病率一般报道为 3%~5%，男女之比为（4~9）：1。Taylor 等跨文化研究发现几乎在所有的国家和文化背景中均有 ADHD 发生，但在不同的国家和社会经济文化阶层中，其患病率有差异。英国报道患病率不到 1%，一般他们把该类问题归为儿童行为问题；荷兰报告为 5%~20%；20 世纪 70—80 年代美国报道 ADHD 的患病率为 5%~10%，之后按 DSM-Ⅳ 标准，为 3%~5%；日本为 4%；我国报道学龄期儿童 ADHD 的患病率为 1.3%~13.4%；7 项大型研究的荟萃分析显示患病率为 4.31%~5.83%。此外，研究发现 ADHD 儿童来自父母分居或离婚的家庭、父亲经济地位低或为体力劳动者、父母婚姻不和谐以及家庭教育不一致者较多见。ADHD 儿童的父亲和男性亲属出现物质滥用、母亲和女性亲属出现布里凯综合征（Briquet syndrome，一种癔症）等病理心理问题明显多见。

ADHD 的患病率主要与研究者所使用的评定工具、诊断标准、取样方法、报告人（父母、教师或两者都参与）、共患病情况、选择人群的年龄、国家及人口特征有关。应用 DSM-Ⅳ 诊断标准得到 ADHD 的患病率为 5%~10%；Scahill 和 Schwab-stone

总结以往研究结果得出应用DSM诊断标准，ADHD的患病率为1.9%~14.4%；Danckaerts、Taylor及Swanson等研究发现应用较严格的ICD诊断标准，单纯ADHD（无共患病）患病率仅为1%~2%。通常在DSM-Ⅳ-TR中报道学龄期儿童ADHD患病率为3%~7%，男性多于女性，男女之比为（2.5~5.6）：1。ADHD在学龄期男孩患病率最高，青春期患病率下降；女孩患病率低，但各年龄段患病率并无差异；城市ADHD患病率高于农村。

近年来，成人ADHD日益引人关注。美国调查报告在18~44岁成人中，ADHD患病率为4.4%。世界卫生组织对10个国家18~44岁人群进行调查，结果显示成人ADHD平均患病率为3.5%。

ADHD的症状基本在学前出现，但在9岁时最为突出。随着年龄的增长，共患学习困难和其他精神障碍的概率明显增加，共患比例如下：破坏性行为障碍23%~64%，心境障碍10%~75%，焦虑障碍8%~30%，学习困难6%~92%，抽动7%。总体来说，约65%的患儿存在一种或多种共患病。共患病的存在常导致患儿社会功能严重受损，临床疗效降低，预后不良。为了使ADHD儿童的学业水平能与其智力水平保持一致，约有20%的ADHD儿童需要给予特殊教育，15%的ADHD儿童需要提供特殊的行为矫正服务。

二、我国注意缺陷多动障碍的防治现状和任务

ADHD是最常见的儿童行为问题，对患儿社会功能、家庭等产生广泛的影响。来自北京、上海和长沙3个城市812例ADHD患儿受影响状况与服务调查结果显示：90%以上的ADHD儿童父母报告患儿在学校学习、遵守纪律和完成家庭作业方面存在一定困难，62%的父母报告患儿在按时起床、准备上学方面存在一定困难，87.2%的父母对子女的ADHD症状感到紧张

焦虑，94.8%父母担心 ADHD 症状影响孩子的学业，88.9%的父母担心 ADHD 症状影响孩子将来事业的发展，34.2%的父母认为家庭活动遭到破坏，26.8%的父母婚姻关系遭到破坏。此外，还有调查结果显示，目前我国 ADHD 患者就诊率很低，仅 10%，治疗依从性也很低。国外文献报道，儿童 ADHD 治疗依从性为 35%~80%，台湾地区为 74.3%。而国内朱大倩等报道服用哌甲酯治疗的 ADHD 儿童，50%用药时间短于 6 个月，依从性好者仅占 33.7%。

根据我国 7 项主要研究的荟萃分析，我国 ADHD 患病率为 4.31%~5.83%，以此估计全国有患儿 1 461 万~1 979 万人。其中，纯粹的 ADHD 患者仅为 28.1%，71.19%有共患病。即使是纯粹的 ADHD 患者，可由儿科医师治疗，那么还有 71.19%，即 1 022万~1 385 万有共患病的 ADHD 患者，需要专门从事儿童精神科的专科医师服务，而我国儿童精神科医师仅约 300 名，他们还承担着儿童重症精神病的防治，因此，医疗资源远远不足。美国儿童青少年精神病学会报告，美国现有经过全面培训、注册的儿童精神科医师 6 300 名，为了满足 750 万~1 400 万儿童精神障碍患者，尤其是其中 5%~9%有明显功能损害的患者的服务需要，还需要 3 万名儿童精神科医师，因此，计划 2020 年儿童精神科医师人数增加 1 倍（达 13 000 名）。如果考虑到目前 ADHD、孤独症谱系障碍和抽动障碍成人患者仍到儿童精神科就诊的现状，也许需要更多的儿童精神科医师，才能满足社会需求。由此更加突显了我国儿童精神科医师的不足，可见目前 ADHD 防治领域形势十分严峻。

面对如上重大公共卫生问题和我国专业人员相对匮乏的现实，建议：① 整合医学、教育、社会和家庭各方面力量，增加对儿童精神卫生事业投入，并建立 ADHD 治疗联盟，包括临床医师、父母、老师与患者本人；② 大力在中、小学校教师中进行继续教育与健康教育，这对 ADHD 的早期识别、早期干预及综合干预有很大帮助；③ 逐步建立多个培训中心，目前在有条件单位开始试点，大力加快对儿童精神病与精神卫生高级人才培养，并制定有关的倾斜政策；④ 协同中华医学会儿科学分会的发育行为儿科学组、小儿神经学组和儿童保健学组进行 ADHD 相关知识和技能的继续教育。

总之，要努力整合社会资源，加强对 ADHD 的防治，提高我国人口素质。

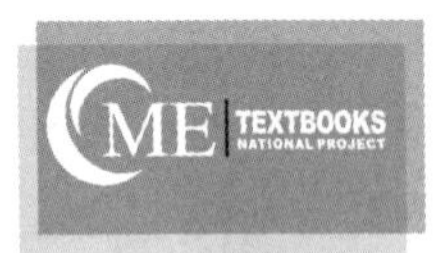

注意缺陷多动障碍的危险因素

第 3 章

ADHD 病因和发病机制尚不清楚，但众多证据提示，ADHD 是一种神经发育障碍。既往研究显示，ADHD 患儿执行功能中转换功能水平与较其年龄小 2~3 岁的正常儿童相当，运动平衡功能落后于正常男孩，脑电 α 波 8 Hz 成分增多，磁共振质子波谱（^{1}H-MRS）显示双侧苍白球氮-乙酰天门冬氨酸/肌酸比值（NAA/Cr）明显降低。神经影像学研究进一步发现 ADHD 患儿脑灰质的成熟较正常对照人群晚约 3 年（正常人群 7.5 岁，ADHD 患者 10.5 岁），特别是前额叶皮质及颞叶皮质；静息态脑功能成像的数据显示，ADHD 成人的脑功能与正常成人对照有显著差异，而与正常青少年相似。以上研究结果均提示 ADHD 患者脑发育延迟，ADHD 是一种神经发育障碍性疾病。

一、病因及危险因素

目前认为 ADHD 是由多种生物学因素、心理因素及社会因素单独或协同作用造成的一种综合征。病因及危险因素总结如下。

（一）生物学因素

1. 遗传因素 多年来的研究发现，ADHD 儿童的生物学亲属的心理障碍往往比非 ADHD 儿童的亲属多，尤其是抑郁、酒瘾、品行问题或反社会行为、多动。这些研究提示，ADHD 可能有遗传倾向。

（1）家系和双生子研究：这是确定 ADHD 是否遗传的一种方法。一些研究比较了 ADHD 儿童的一级亲属（父亲、母亲和兄弟姐妹）、正常儿童（即无任何精神障碍的儿童）及其家庭成员的患病情况，结果发现超过 25%的 ADHD 儿童一级亲属也患有 ADHD，而在另外两组只有 5%。因随机抽取的任一儿童样本有 5%的概率患该障碍（人群整体患病率），因此，如果一个儿童患有 ADHD，那么其家庭成员罹患 ADHD 的风险为普通人群的 5 倍。

双生子研究更具有说服力。科学家们发现，如果双生子之一患有 ADHD，那么另一个患 ADHD 的危险性是 80%~90%。一般来说，同卵双生子的同病风险率是 79%，而异卵双生子只有 32%，但是后者与其他儿童 3%~5%的患病率相比，风险高了 6~10 倍。

近期几项大型双生子研究显示，儿童多动、冲动行为的遗传度是 55%~97%，平均为 80%。环境因素，如饮食、铅等毒素，或母孕期、围生期并发症，仅能解释病因的 1%~20%。由此可见，遗传因素在 ADHD 发病中起了主要作用。

（2）分子遗传学研究：ADHD 的遗传方式至今仍存在很多疑问，是单基因传递，还是多基因遗传？和儿童的性别有关吗？是否可以确定基因在特定染色体上的位置？是否能通过检测血样来明确个体患病风险？随着科学的发展，我们很有可能在今后的几十年中得到答案。目前多数学者认为 ADHD 为多基因遗传性疾病。分子遗传学研究发现儿茶酚胺类（多巴胺、去甲肾上腺素和 5-羟色胺）神经递质通路上的受体、转运体、代谢酶等多个基因可能是 ADHD 的易感基因。全基因关联研究也发现该疾病与多个基因相关，还有报道基因间存在交互作用。但是尽管如此，目前尚无肯定的结论。ADHD 是一组复杂的临床特征，而这种特征常常由多基因决定，因此，今后应把注意力集中于与神经发育相关的基因，探讨多基因如何相互作用，了解如何通过 ADHD 内表型介导而导致 ADHD。还需结合功能和结构脑成像和遗传学，以寻找使基因变化转化为行为变化的大脑变化，并探寻预测儿童患者在成年之前自动好转或终生持续患病的基因和环境因素。

2. 环境因素

（1）孕产期不利因素：母孕期吸烟摄入的尼古丁以及饮酒摄入的酒精都可以造成儿童大脑尾状核和额叶区的发育出现明显异常。1992 年一项较大规模的研究发现，受孕时直接吸烟或怀孕后被动吸烟可以增加儿童行为问题的出现概率。如果受孕时和怀孕后均有尼古丁暴露，那么儿童出现行为问题的可能性更大。还有研究发现，孕期吸烟的数量和孩子患 ADHD 的危险性之间有显著相关，甚至控制 ADHD 家族史后，仍有类似结果。上述结果表明，吸烟与 ADHD 的高患病危险性相关。既往研究也表明，饮酒母亲的孩子更容易出现多动和注意力不集中问题，甚至是 ADHD。母孕期饮酒量直接与 4~7 岁儿童出现注意力不集中、多动问题的危险程度相关。

除此之外，动物研究已经表明尼古丁和酒精能够造成特定脑区的发育异常，这些异常可以导致多动、冲动和注意力不集中。所以，可能最有意义的是母亲孕期吸烟或饮酒可以增加孩子出现 ADHD 的风险，尤其当母亲本人也是 ADHD 时，这种危险性就更大。

有一定比例的 ADHD 儿童母亲存在围生期异常史。母孕期（尤其是妊娠早期）感染、中毒、营养不良、服药、饮酒及吸烟、X 线照射，以及各种原因所致婴儿脑损伤（宫内窒息、分娩时所致脑损伤）和非正常分娩（产程过长、过期产、早产）、低体质量儿等均可能引起神经发育异常，使儿童出现多动和行为问题，成为ADHD的患病危险因素。

（2）铅暴露：一些科学研究表明，儿童体内高血铅水平可能和多动、注意力不集中有关。如果儿童存在铅暴露，体内高水平的血铅有可能是发生ADHD的原因，因为研究表明中度至高度铅暴露可以损伤大脑组织。正如酒精和尼古丁一样，铅是大脑的一种毒素，可以把它看成ADHD的潜在病因。

3. 大脑发育异常　到目前为止，多角度的科学研究结果表明，ADHD人群大脑中特定的化学物质发生改变，而且特定脑区活动下降、发育不成熟和体积萎缩。大脑额叶区可能和ADHD的发生有关，该脑区被称为眼-额叶区，它的许多连接通路经过神经纤维与尾状核（纹状体的一部分）相连，而尾状核与大脑深层的边缘系统相连。这些大脑区域可以帮助我们抑制行为、保持注意，并且控制我们的反应。它们同样可以抑制和控制我们的感情与动机，同时帮助我们使用语言（规则或指示语）来控制行为和对未来做出计划。

（1）神经生化研究：对于ADHD的生化研究提出了去甲肾上腺素（NE）功能不足、多巴胺（DA）功能不足、5-羟色胺（5-HT）功能过高或相对不足等假说。Quay引用行为促进系统和行为抑制系统的观点，解释了神经递质系统与儿童行为之间的关系，推测ADHD的病因可能是神经递质失调或去甲肾上腺素、多巴胺、5-羟色胺这3个系统出现失调所致的行为障碍。研究还发现，ADHD儿童也可能存在兴奋性氨基酸（Glu、Asp）和抑制性氨基酸（GABA、Gly）的代谢失调。

（2）轻微脑损伤及神经系统发育障碍：自ADHD被提出以来，曾有一种“轻微脑损伤”的假说，但一些严格的病例对照研究表明，患儿有明确脑损伤的比例并不太高。根据神经电生理研究结果，提出了ADHD儿童脑发育迟滞、脑发育偏离正常、觉醒不足3个假说。

（3）脑结构与功能研究：近年来磁共振成像（MRI）技术

日益成熟，并应用于 ADHD 的研究中。Castellanos 等研究发现，ADHD 儿童全脑体积较正常对照减小 3%~5%，额叶、顶叶、颞叶和枕叶均有受累，尤其是右侧大脑的体积减小更加明显。同时，大脑灰质及白质的体积均见减小，侧脑室体积增大，脑室的左右对称性存在逆转（左>右）。Valera 等对结构磁共振结果进行 Meta 分析，结果表明，ADHD 儿童存在异常的脑区包括全脑及右脑体积、小脑、胼胝体的压部及右侧纹状体。除上述脑结构异常外，ADHD 患儿还存在脑功能的异常。有学者使用激活可能性估计（activation likelihood estimation，ALE）的方法对 16 项静息态磁共振功能成像（fMRI）研究进行 Meta 分析，结果显示，ADHD 儿童额叶激活低下，包括前扣带回、背外侧前额叶、前额叶下部、基底核、丘脑及部分顶叶。在反应抑制功能的 fMRI 研究中，ADHD 儿童最常发现异常的脑区为前额叶下部及中央前回，这些异常的脑区属于额叶-纹状体及额叶-顶叶环路。Cortese 等的 Meta 分析结果还表明，ADHD 患者在额叶-纹状体通路及顶叶呈现静息态的低活化，在任务态首先呈现额-顶叶系统的低活化，以及默认网络、背侧注意网络、视皮质区过度活化。Ma 等对 15 例 ADHD 儿童及 15 例性别、年龄、智商相匹配的对照组儿童进行 GO-NOGO 任务下的 fMRI 研究，结果发现，在任务完成情况无统计学差异的前提下，ADHD 儿童较对照组大脑激活增加，但所激活的脑区并非在正常儿童中与反应抑制相关的大脑环路（如右侧大脑半球额中回和额下回等），而是左半球额下回、右侧下颞叶皮质和右侧中央前回、左侧中央后回、枕下皮质、枕中皮质、右侧距状回、右侧海马、右侧中脑和小脑，表明 ADHD 儿童为达到反应抑制所需要的状态，在大脑内引起广泛、代偿性，并多集中在后位脑组织的激活。李飞等尚发现在不同行为学症状之间，ADHD 患者脑成像结果不完全一致，提示 ADHD 患者脑功能状态存在异质性。

除了特定脑区激活程度存在异常外，还有学者以局部一致性（ReHo）、功能性连接（FC）和低频振幅（ALFF）等作为分析基础，探讨ADHD儿童各皮质区以及皮质下区的功能性连接情况。孙黎等研究报道，ADHD儿童背侧前扣带回与默认网络的负相关性显著降低，这种静息态功能性连接的强度在正常对照组儿童与年龄相关，而在ADHD儿童中未见年龄相关性。提示背侧前扣带回与默认网路的功能性连接呈现异常的发育模式。另外，吴东青等运用静息态fMRI对32例学龄期ADHD儿童及受教育程度相匹配的30例对照组儿童进行研究，发现与对照组相比，ADHD组儿童在右额上回、左额上回内侧、左额中回及左前扣带回有明显的ALFF减低，而在左眶额叶内侧、右楔叶、右枕中回、右侧小脑、右颞中回和左旁中央小叶出现ALFF增加，左额上回和右楔叶的ALFF值与症状评分量表总分呈中度相关，提示将影像学作为诊断依据的可能性。

Dai等通过多种模式（包括结构和fMRI）分类系统，利用支持向量机（SVM）在已知样本建立的判别条件下，通过ADHD网络数据库，对未知样本进行分类，以探讨ADHD的客观诊断方法。研究结果显示，利用静息态功能性连接作为判别条件，所获得的分类结果与临床诊断最为符合，并具有较高的敏感度。在此基础上，Cheng等进行全脑关联分析，利用支持向量机形成诊断判别式，在141例健康对照和98例ADHD患者中进行验证，交叉验证准确率达76.15%，敏感度为63.27%，特异度为85.11%，大多数贡献率高的功能性差异主要出现在小脑和额叶。

禹东川等利用位相同步技术对成人ADHD的fMRI时间序列数据模拟建立ADHD大脑功能网络，发现在与正常儿童大脑同步脑活动的基础上，ADHD儿童叠加了一个附加网络，该附加网络使聚类系数、消耗、局部效率和整体效率均提高，并且包括6个亚网络群，其中3个分别与情绪控制、感觉信息整合和运动控制相关，也包含了通过额回和壳核连接左半球岛叶和左前扣带回的通路，此通路连接了突显网络的各区域，使 ADHD 儿童对外界刺激和内在想法的敏感性增加，从而导致容易转换为执行网络，即反应抑制较差。此外，利用快速聚类法进行个体诊断时，结果发现诊断的准确率（77.08%）高于既往基于简单相关分析的分类诊断法。

（二）社会心理因素

1. 心理行为因素 个性是个体特定的行为方式或风格，个性与行为密切相关。关于 ADHD 儿童个性特点的研究发现，ADHD 儿童个性异常偏离人数所占比例高于正常儿童组，ADHD 儿童较正常儿童更为外倾。周韦华等研究发现，ADHD 儿童与正常儿童相比，更倾向于出现情绪不稳、容易激动、行为不顾后果、自控能力差，并且容易出现攻击行为。国内外还有研究证实，ADHD 儿童自我意识水平低，自尊水平也偏低，他们对自己的行为、智力以及在学校的情况评价过低，并且幸福与满足感较低。

父母个性特点和精神病理对于 ADHD 的发生也起着重要作用。有研究发现，ADHD 儿童父母的社交障碍、嗜酒、歇斯底里发生率高于正常儿童父母；ADHD 患儿中，父母性格不良的占 76.09%；ADHD 男孩的母亲曾有重性抑郁发作和/或明显的焦虑症状、父亲儿时有 ADHD 病史的多于正常儿童。Cathering 等报道，如父母存在心理问题，如压抑、焦虑或情绪问题，其子女 ADHD 患病率明显高于父母心理健康的儿童。此外，还有研究显示伴有品行障碍（conduct disorder，CD）ADHD 患儿的父亲，其神经质倾向比未合并 CD 的 ADHD 患儿的父亲更明显。

儿童不良行为的形成与家庭教育中的阳性强化和阴性强化有关，父母个性特征如神经质、责任心差以及与子女的对立关系均可导致 ADHD 患儿不良行为的发生与发展。其途径可能通过直接影响，如父母行为的示范或遗传作用，也可能通过间接作用，如父母的个性影响养育方式或亲子间的相互作用方式，从而进一步影响儿童的行为。Walker 等提出了儿童病理心理形成的应激-素质模式，强调了儿童气质和养育环境的相互作用。该理论认为，多动儿童可能会给父母形成不寻常的应激事件，导致易感素质的父母，特别是高神经质倾向的父母，对儿童的养育能力下降，由此，多动儿童形成不良社会行为的危险性增加。

2. 家庭环境因素　儿童的行为与家庭环境密切相关，不良的家庭环境对儿童的不良行为起示范和强化作用，主要家庭环境因素包括以下几个方面。

（1）家庭关系严重不和睦：ADHD 患儿父母比正常儿童父母存在更多的婚姻问题，家庭成员之间缺乏信任和支持，容易导致冲突，缺乏亲密、轻松、积极、健康的家庭环境。儿童生活在父母经常吵架、相互谩骂、攻击、讽刺、挖苦，甚至分居、离婚的环境中，精神常常处于紧张、压抑、恐惧、不安和矛盾的状态，容易出现神经兴奋性异常，功能紊乱，难于自控，进而出现冲动多动、注意力不集中、情绪不稳等行为问题，或加重 ADHD 的某些症状。Biederman 等研究发现，ADHD 儿童的家庭亲密度、情感表达和组织性等方面均低于正常儿童，提示不和谐的家庭环境是导致 ADHD 儿童发生各种不良行为的重要因素。

（2）父母教育方式：不当的教育方式是 ADHD 的危险因素之一。父母经常粗暴地打骂孩子、干涉孩子的活动，极大程度地挫伤了儿童的自尊心和自信心，儿童在这种教育方式直接影响下，精神常常处于高度警觉状态，唯恐触怒父母，长此以往，儿童就会缺乏独立性、自主性，一旦条件适宜，将毫无自控地发泄自己的心理能量，表现为活动过度、注意力不集中和冲动等行为问题。放任型教育方式，儿童虽然可自由发展，不受约束，但由于儿童缺乏适当的关心、爱护和适宜的管教，加之儿童神经系统功能发育不完善，认识能力、自控能力均较差，也有可能成为 ADHD 发生的引发因素。

季军等研究也表明 ADHD 儿童的父母养育子女的方式偏于拒绝、过度保护与缺乏温暖。皇甫智敏研究发现，不同父母教育方式间 ADHD 儿童的检出率有显著性差异，检出率大小依次为干涉、溺爱和严厉型教育方式。金星明等研究发现父母对 ADHD 儿童存在着不良的应答模式，ADHD 组父母斥责打骂儿童的比例高达 37.8%，这些儿童较少受到父母的鼓励、赞扬和抚慰，而父母的粗暴行为又促成儿童的固执与蔑视，造成亲子关系紧张，形成恶性循环，加重 ADHD 的行为症状。

（3）父母社会经济阶层：父母经济阶层低（包括父母受教育程度和父母职业、经济收入）是 ADHD 的重要影响因素。国外将社会经济阶层作为一项综合指标，探讨社会经济水平对不同健康人群的影响，发现家庭经济收入低、住房拥挤、学习环境差都是 ADHD 的危险因素。Paternite 研究发现，家庭的社会经济地位与 ADHD 的继发性症状（如攻击行为、冲动破坏及缺乏自尊等）有关。洪峻峰等研究发现，母亲文化程度为“小学”或“文盲”的子女发生 ADHD 的危险性分别为母亲文化程度为“大学”子女的 5.6 倍和 9.0 倍；母亲职业为“工人或农民”“个体”的子女发生 ADHD 的危险性分别为母亲职业为“技术干部”子女的 4.0 倍和 9.0 倍。

流行病学调查研究也显示父母文化程度和职业与 ADHD 的检出率有关，父母的文化层次、职业直接影响其对孩子的培养和教育方式，父母本身不注重提高文化修养，对儿童的学习采取放任的态度，其子女往往对学习缺乏追求，行为缺乏规范，成为 ADHD 的危险因素。因此，家长应提高自身及整个家庭的文化素质培养。通常，母亲比父亲有更多的时间接触孩子，对子女的影响更大，因此，应注意提高母亲的素质，为儿童的心理发展创造一个和谐健康的家庭环境。

3. 学校因素　儿童缺乏安全感可引起多动。众多文献提示，在学校缺乏安全感的 ADHD 儿童常伴有咬指甲现象，因此，咬指甲是 ADHD 儿童内心缺乏安全感的一种外在表现。老师处理问题不当，可引起“情景性活动过多”和注意力不集中。如：老师对 ADHD 儿童缺乏理解，采取打骂或侮辱人格的方法，将严重影响儿童行为和情绪的发展，导致多动的发生，甚至产生反社会行为，出现青少年犯罪。

4. 社会因素　儿童生活在社会中，必然受到周围社会大环境的影响，不良的社会风气，如抽烟、喝酒、父母离异、甚至吸毒对儿童心理将产生巨大影响。ADHD 儿童是 CD、青少年犯罪的高危群体，更易受不良社会风气影响，成为青少年犯罪率上升的重要因素。在社会因素中，社会发展、生活工作节奏快、脑力劳动加重、就业竞争激烈、学习压力增大等均可增加儿童的社会心理压力及精神紧张刺激，引起心理行为障碍。

（三）哪些人有罹患 ADHD 的危险

在儿童出生以前，特定的血缘和家庭特点就能够增加他/她发展为 ADHD 的概率。这些危险因素不会直接导致 ADHD，但出生在这种家庭的儿童比其他儿童更倾向于成为 ADHD 患者。

1. 家长和家庭的特征　由于遗传因素的作用，如家长患有 ADHD，其孩子更有可能成为 ADHD 患者。实际上，任何 ADHD 家族史都能增加儿童罹患 ADHD 的概率。例如：同胞中有一人患 ADHD，那么另一个孩子罹患 ADHD 的可能性是 25%～35%。不考虑患有 ADHD 的同胞的性别，科学家们估计这种危险性在女孩中是 13%～17%，男孩中是 27%～30%。目前尚不清楚为什么在同一个家庭中男孩患病的危险性比女孩大，有可能是遗传方面的原因。这种性别差异不仅突出体现在 ADHD 上，而且精神发育迟滞、阅读障碍、学习障碍等方面都是如此。无论原因是什么，总之不能归为单纯的社会因素，如仅仅是家长对男孩和女孩采取不同的对待方式所造成。

其他和 ADHD 早期形成和症状迁延相关的家庭危险因素是：①母亲教育程度低；②父母的社会经济地位低；③单亲家庭；④被父亲抛弃的家庭。然而，这些因素只能使 ADHD 的危险性轻度增加，而不会导致 ADHD。他们只和 ADHD 的危险性增加有关。

2. 母孕期的特点 一些研究表明，经历孕期或分娩并发症的母亲比那些没有并发症的母亲更倾向于有 ADHD 孩子。并发症的类型似乎并不比并发症的数目重要。这种并发症可以通过影响胎儿的正常脑发育而造成 ADHD，或者存在第 3 种因素，即母亲自身罹患 ADHD。在这种情况下，ADHD 母亲在围生期不会很好地照顾自己，引发较多的并发症，而孩子出现 ADHD 是由于遗传造成的。

实际上几乎没有迹象表明孕期或分娩期并发症可以导致 ADHD。20 世纪 70 年代由美国进行的一项大型研究"围生期协作项目"表明，下面陈述的并发症可以（轻度）增加儿童罹患 ADHD 的危险性：母亲每天的吸烟量、母亲抽搐发作、母孕期间住院次数、分娩过程中和分娩后孩子呼吸困难、分娩后受检胎盘的重量和健康状况。如果这些方面出现问题，就会增加儿童出现 ADHD 症状的概率。母亲的情况越糟，孩子的症状就越严重。

对早产儿和低体质量儿的研究表明，这些儿童在童年后期很有可能成为 ADHD 患者，其风险是普通儿童的 5~7 倍，其原因可能是早产儿和低体质量儿出现颅内少量出血的危险性较高。研究发现在存在颅内少量出血的婴儿中有 40% 在童年后期符合 ADHD 诊断标准（同时存在其他发育和学习问题），而没有颅内出血的孩子很少出现这些问题。

3. 婴幼儿期的特点 "围生期协作项目"发现下列问题是与儿童后期多动相关的危险因素，包括：运动发育迟缓、出生和 1 岁时头围小、羊水被胎粪污染、出生后神经系统受损的体征、呼吸问题、低体质量等。然而，即使这些因素存在，患病危险性也很小。那些婴儿期或学龄前健康状态欠佳、运动协调能力发育缓慢的儿童，其童年期形成 ADHD 和 ADHD 症状迁延的危险性较大。

当然，过度活泼的儿童，即使是在婴儿期，其形成 ADHD 的危险性也很高。同样，那些关注外界事物或玩玩具时间短暂、不能一直追踪视野范围内物体或对外界刺激有强烈反应的孩子都是高危人群。许多心理学家确信这些表现恰好是 ADHD 的早期症状，ADHD 症状不可能在婴幼儿期就充分发展、形成。

4. 学龄前的特点　在学龄前期（2~5 岁），伴有高度注意力不集中和情绪障碍（如经常易怒或发脾气，或容易沮丧）的幼儿也容易长大后罹患 ADHD。另外，性情消极、尖刻的儿童以后容易被诊断为 ADHD。“性情/气质”指早期形成的持续存在的人格特征，包括活动水平、对刺激的反应强度、持续或注意持久性、对别人的要求、情绪特点（易激惹、易怒或情绪外露）、适应能力、睡眠-醒觉周期和排泄（控制大小便的能力）的规律性。作为预测因素，这些特征在学龄前和婴幼儿期都具有同样重要的作用。在这些特征当中，尤其是过度活动、反应强度高、注意力不集中、消极情绪和适应能力差，还可以预示儿童后期 ADHD 的转归。当然，那些有严重注意力不集中或多动症状的儿童足以被诊断为 ADHD，而且在随后的 5~10 年依然会符合该诊断标准。

另外，最重要的是家长的人格特点，研究结果发现，早期母亲的消极、挑剔和严厉的管教模式可以预示多动儿童后期行为问题的存在。充满敌意或有婚姻问题的家长也可以是伴有消极气质的学龄前期儿童形成 ADHD 的危险因素。可以说儿童的气质是一项重要的早期危险预测因素，而且能够通过家长创造的家庭环境以及他们对待困难儿童的反应模式而改善或加重。

这种环境氛围可以结合孩子的早期气质问题而增加后期形成ADHD的危险。

总之，在儿童进入幼儿园之前，甚至是在2~3岁，就有可能确定形成早发和持续型ADHD症状的危险性。下面按照严重性的主次顺序罗列的因素，作为潜在的预测因素，对于判断儿童是否早期形成ADHD以及症状是否持续很有帮助：①婴幼儿时期和学龄前期出现活动水平增加和过于苛刻；②幼年时家长的批评/强制性行为，并结合第1项内容（这表明对重度ADHD症状的一种反应）；③ADHD家族史；④母孕期吸烟、饮酒、体质差；⑤母孕期出现超乎正常数量的并发症（尤其是早产和/或与颅内出血有关的低）；⑥单亲家庭，同时文化水平低于正常要求（这可以提示家长可能存在ADHD症状）；⑦婴儿期身体素质差，运动和言语发育迟缓。

二、危害和终生影响

20世纪70年代，很多临床医师认为ADHD到了青春期症状就会缓解。20世纪80年代初，相继有学者对ADHD到青春期缓解这一观点提出了挑战，他们认为：到青春期后症状并未缓解，只是表现形式发生了变化，ADHD患者仍持续存在与年龄不相称的症状（如过度活动减轻，但注意缺陷依然存在）。目前一般认为，虽然ADHD常见于学龄期儿童，但有70%的患儿症状持续到青春期，30%的患儿症状持续到成年期。ADHD易共患学习障碍、情绪障碍以及社会关系适应障碍，对患者的学业、职业和社会生活等方面产生广泛而消极的影响。

Barkley等于1980年前后对158例多动儿童进行基线评估，除了父母和教师的主诉外，还要求在两个标准行为评定量表上的得分大于正常对照得分均值的两个标准差以上方能入组。8年后对123例处于青春期（平均年龄14.9岁）的患者进行随访，符合 DSM-Ⅲ-R 标准的为 71.5%（对照 3%）。如以大于对照症状条目均值两个标准差以上为确诊标准，则高达 83.3%的随访患者符合 ADHD 诊断。将这部分患者继续追踪至成年早期时，高达 46%的患者符合诊断，如以同年龄正常对照的症状条目数作为参考进行诊断，则 ADHD 诊断的保持率上升到 66%。Beiderman 等以 DSM-Ⅲ-R 为标准，对 128 例多动症患者进行4 年后追踪直至青春期的研究，也发现 65% 的患者仍完全符合 ADHD 的诊断。其他两项相对近期的随访研究也表明，经过 4~12 年后仍有相当比例的患者符合 ADHD 诊断。笔者等曾对 88 例 ADHD 儿童进行了随访，发现仅有 21 例（24%）患者恢复正常，有 48 例（54%）患者仍然符合 ADHD 诊断标准，另外 19 例（22%）患者虽不符合 ADHD 诊断，但仍存在行为、心境或学习等方面的障碍。

破坏性行为障碍（disruptive behavior disorder，DBD）是青春期和成年早期 ADHD 患者常出现的问题。虽然使用了不同的诊断体系和界定方法，关于儿童和青少年期的横断面研究大都指出 ADHD 与破坏性行为障碍的高共病率。流行病学调查研究显示，ADHD 患者共患对立违抗障碍（oppositional defiant disorder，ODD）或 CD 的比例为 30%~50%，甚至有高达 93%的报道。随访研究也得到较为一致的结果，提示 ADHD 儿童长大以后，即使部分患者 ADHD 症状缓解，但总体上他们共患 ODD 或 CD 的比例还是高于一般人群。Weiss 等研究发现，25%的患儿在青春期有反社会行为，这一比例远远高于对照人群。继续追踪至成年早期，其中有 23%的患者符合 DSM-Ⅲ反社会人格障碍的诊断，对照人群中仅为 2.4%，两组之间有显著性差异，这也是唯一能区别两组的 DSM-Ⅲ 疾病诊断。Gittelman 等和 Mannuzza 等对两个队列追踪至青春期末的研究得到了非常相似的结果，共患反社会人格障碍或 CD 的比例在两个队列中分别为 32%/8%（患者/对照，下同）及 27%/8%，ADHD 组显著高于正常对照组；两个队列分别追踪至成年早期时，病例组反社会人格障碍的发生率也高于正常对照组，病例组与正常对照组之间存在显著性差异。Barkley 和 Beiderman 等对 ADHD 患儿追踪至青春期的研究也得到了类似的发现。前者的研究中，共患 ODD 为 59.3%/11.5%，CD 为 43.5%/1.6%；后者的研究中，共患 ODD 为 73%/16%，CD 为 28%/6%。Barkley 的研究还发现，成年早期的 ADHD 患者符合反社会人格障碍诊断的比例为 21%，是一般人群的 5 倍。丹麦的一项研究对 208 例初诊年龄为 4~15 岁的 ADHD 患儿进行追踪调查，了解他们成年后因精神疾患住院的情况，随访时平均年龄为 31 岁，随访时间 10~30 年；其中 47 例（22.6%）在平均年龄为 23 岁时第 1 次因精神疾病住院，最常见的诊断为各种类型的人格障碍，其中又以反社会人格障碍为最多，占 50%以上。

Beiderman 等提出 ADHD 和心境障碍是共同的病理基础呈现出的不同表现，两者在遗传上关系紧密。临床就诊的成年 ADHD 患者有 16%~31%同时符合重性抑郁发作的诊断，相比一般人群，其恶劣心境的比例是 19%~37%。几项针对儿童和青春前期进行的大型流行病学调查结果显示，ADHD 患儿共患抑郁障碍的比例为 5%~40%。虽然具体的共病率报道并不一致，但大多数研究都发现 ADHD 患者共患抑郁障碍的比例高于一般人群，提示 ADHD 患者确实更容易出现抑郁障碍。

虽然既往研究提示 ADHD 患者更容易出现抑郁障碍，但是研究结果并不完全一致。Mannuzza 等系列研究一致性地显示青春期和成人期 ADHD 患者出现抑郁障碍的比例并不高于一般人群。首先，至青春期随访时，两个队列的 ADHD 患者中无一例有持续的抑郁症状；其次，如以抑郁症的终生患病率进行计算，将两个队列的样本继续随访至成年早期，ADHD 组共患心境障碍的比例均与对照组无异。但 Beiderman 等的研究得出了迥然不同的结论，其结果显示至青春期随访时，ADHD 患者共患单相抑郁发作（重度）的终生患病率为 45%，共患双相障碍的终生患病率为 23%，均显著高于对照，因此认为 ADHD 显著增加了 ADHD 患者共患心境障碍的风险。研究者还发现，基线时共患心境障碍是青春期时共患心境障碍的预测因子，也就是说心境障碍的存在比较稳定，因此推测 ADHD 患者出现的情绪问题是一种“真”抑郁，而并非因患病耻感或受挫而继发的情绪反应，也进一步佐证了他们关于 ADHD 与心境障碍有共同病理基础的假设。上述两个研究结果存在差异的最大原因可能是样本来源不同，前者基线时均因多动问题由教师推荐就诊，而后者入组时 ADHD 并不一定是主要诊断，基线时就有 29% 符合重性抑郁发作标准。由此可见，入选样本的不同对结果有着很大的影响。其他的一些随访研究也得出了矛盾的结果。Barbara、Hansen 等随访研究结果支持 ADHD 并不增加成人期共患抑郁障碍的风险。而 Fischer 等对样本追踪至成年早期，ADHD 共患抑郁障碍的比例高于正常对照组，为 26%/12%，更接近 Beiderman 的研究结果。因而此问题还需要进一步研究探讨。

随年龄增长，ADHD 患儿因为常遭受挫折，非常容易出现焦虑障碍。多项研究显示，青春期或成年早期 ADHD 患者较对照组更多地自我报告存在焦虑、恐惧及躯体化症状。综合各项研究结果，在临床就诊的成人 ADHD 患者，广泛焦虑障碍共患率为 24%～43%，共患过度焦虑反应的比例为 52%。与前述相似，对 ADHD 和焦虑障碍间关系的理解也需要结合流行病学调查和随访的结果才能看清问题的全貌。对儿童和青春前期的 ADHD 患儿的流行病学调查研究显示，ADHD 患儿中出现焦虑障碍的比例为 10%～25%，具体数值与使用的诊断标准（定式访谈或量表测查）和对焦虑障碍界定（如统计总体的焦虑障碍或单种焦虑障碍，如分离焦虑）的不同有关。有学者通过计算联合 *OR* 值（joint *OR*）来反映两个疾病的关联程度，ADHD 和焦虑障碍的关联虽有显著性意义，即 ADHD 患者比一般人群更容易出现焦虑障碍，但两者的关联程度（联合 *OR* 为 3.0）显著低于 ADHD 和抑郁障碍的关联（联合 *OR* 为 5.5）。从纵向角度而言，随访研究大多显示儿童期存在 ADHD 并不增加青春期乃至成年早期出现焦虑障碍的风险。在这方面，除 Beiderman 发现青春期 ADHD 各种焦虑障碍（除惊恐发作外）的终生患病率高于对照以外，Mannuzza 等的系列研究，Barkley、Hansen 及 Barbara 等的随访研究，均未发现 ADHD 患者共患焦虑障碍与对照组有差别。

与正常人群比较，ADHD 患者认知功能、学业和职业能力常有损害。现有的研究较为一致地发现 ADHD 患者在青春期和成人期的学业及职业水平低于一般人群。纵向的随访研究发现，他们在学校期间出现学习困难、阅读水平差、留级、休学、退学或就读于特殊班级的比例更高，比一般学生需要更多的额外辅导，至青春期时大约有 10%的患者曾出现过退学。ADHD 患者最后受教育年限短、学历低，和对照相比受正规教育的平均年限要少 2 年。另有研究显示，ADHD 患者中约 30%不能正常高中毕业，只有 20%能够进入大学学习，而仅有 5%~12%最后可完成大学学业，对照人群里的相应比例则超过一半以上。当然，虽不能如期得到学位，但很多 ADHD 患者以后可以相继获得同等学力。尽管大部分 ADHD 患儿进入成年期能找到工作，就业率与一般人群无明显差异，但其所从事工作的专业技术性不强，社会经济地位低于对照，也低于同胞。此外，成年期 ADHD 患者的工作表现差，容易被解雇或更频繁地更换工作。对就诊于临床的成人 ADHD 患者的研究也发现了相似的结果，16%~40%留级，43%接受额外的帮助教程，28%接受了特殊教育，这些比例均高于一般人群。然而，与接受随访至成年期的患者相比，就诊于临床的 ADHD 患者结局要更好。他们的智商与一般人群无明显差异，尽管成就测验低于对照，但仍在正常范围内，且出现各种学习困难的比例也较低，为 0~12%，其中有92%的人完成高中学业，68%的人进入大学学习。分析其原因，主动就诊反映了患者本身有一定的经济能力、工作较稳定、对自身的问题有自省和觉察、有求治的愿望。因此，他们应该属于成人ADHD患者中功能较好的人群。而被动接受随访的成年ADHD患者则不同，他们在童年期可能症状较突出，所以父母才带他们到临床就诊，而且往往是存在问题较明显的患者倾向于长期接受随访，因此考察ADHD的预后应综合两方面的因素。

ADHD患者出现物质依赖、犯罪的比例是一般人群的5~10倍。ADHD患者更早尝试吸烟及饮酒。ADHD患儿至青春期吸烟的比例高于对照，但并不增加其他精神活性药物成瘾的风险。但至成人期，ADHD患者药物成瘾的风险大大增加。随访研究发现，ADHD患者至成年时药物成瘾的比例是正常对照的4.6倍；在有反社会行为的患者中，10%~20%可诊断为药物滥用。另一个队列研究显示，成人期ADHD患者非酒精物质依赖的比例明显高于对照（12%/3%）。就诊于临床的成人ADHD患者中，32%~53%曾出现酒精成瘾或滥用，其中又有8%~32%同时有另外一种药物成瘾或滥用。

与前述ADHD患者出现更多反社会人格以及酒药依赖的结果相关，他们也有更多的违法犯罪行为。Mannuzza的随访研究发现，青春期ADHD患者被拘留（39%/20%）、判刑（28%/11%）及监禁（9%/1%）的比例均高于对照。Satterfield报道的患者中青春期及成年期被拘留（46%/11%）及监禁（21%/1%）的比例都比对照有所增高。Barkley的研究结果也大同小异。仅Weiss等的研究得出了较为不同的结果，他们对ADHD患者进行了为期10~15年的追踪，发现无论是青春期或成年早期随访时，患者与对照在违法犯罪率方面并无不同，但患者确实常因诸如超速驾车等问题被传讯至法庭。其他研究也发现ADHD患者违章驾车（主要是超速驾车）、车祸的发生率都高于一般人群。

ADHD 患者社会功能受损造成人际关系和家庭（婚姻）问题很多。ADHD 患儿常受到同伴拒绝，对患儿随访至青春期，发现很多患儿仍然存在社交困难。Catherine 等研究发现，与对照相比，ADHD 患儿至青春期后朋友较少，更多地受到同伴拒绝。一项有关社交技能的研究也发现，ADHD 患儿成年后存在更多社交技能和交流技巧方面的问题，特别在与异性交往以及自我肯定方面有所欠缺。Wilson 研究发现，ADHD 患儿随访至 14~18 岁时，人际沟通能力欠缺，社会适应水平低于同年龄的一般人群，而这些缺陷在共患 CD 的患者中尤其突出。

Barkley 及其同事的研究显示，追踪至青春期的 ADHD 患儿和母亲的冲突超过对照，患儿的母亲报告亲子冲突和烦恼的概率更高，程度更剧烈。对亲子沟通模式的观察发现，ADHD 患儿更倾向于采用消极和控制性的行为模式。Beiderman 的研究提示他们与同龄人的交往、与同胞的交往以及和父母的关系都存在更多的困难，患儿的家庭冲突更多，亲密程度更低。当然，混乱的家庭环境，尤其父母患精神障碍本身就是 ADHD 发病的危险因素，因此患儿不良的家庭功能并不能简单地理解为疾病的结果。此外，ADHD 成人患者婚姻状况也常常有更多的问题。一项对 172 例成人 ADHD 的研究发现，与对照相比，他们的离婚率更高，且更多地报告对目前婚姻不满。

综上所述，ADHD 患者在青春/成人期的多个领域的功能都存在或大或小的损害，表现在共患破坏性行为障碍及心境障碍的比例高、学业和职业成就差、更多地出现违法犯罪行为以及不良的人际和家庭关系等方面。

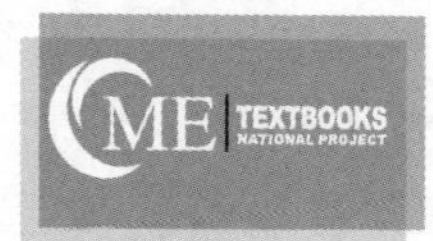

注意缺陷多动障碍的临床诊断

第 4 章

ADHD 是儿童最常见的行为障碍，也是学龄儿童患病率较高的一种疾病，给患儿的日常生活、学习带来很大影响。ADHD 的核心症状包括注意缺陷、多动和冲动三大主征，可导致儿童学习成绩较差，与家长、老师和同伴的关系紧张以及自尊心受损等。ADHD 起病于儿童期，但是症状常持续到青春期和成人期，有观点认为 ADHD 可以是终生性疾病。ADHD 患儿就诊率较低，但对该疾病的早期发现、早期诊断、早期治疗可以改善多数 ADHD 患儿的教育和社会心理的问题。为促进 ADHD 的早期发现和早期诊断，本部分内容将针对 ADHD 患儿的筛查和诊断给予建议。

一、诊断线索

不同年龄患者 ADHD 表现有所不同。当出现以下问题时，临床医师应考虑进行 ADHD 的评估。

（1）学龄前期儿童：①过分喧闹和捣乱，不好管理，惹人厌烦；②明显的攻击性行为，经常惹祸；③无法接受幼儿园教育。

（2）学龄期儿童：①不安静/好动；②注意力难于集中；③好发脾气/行为冲动/自我控制能力差；④伙伴关系不良；

⑤学习成绩不佳；⑥对抗、不服从/品行问题。

（3）青少年：①自己感到难于集中注意力；②学习成绩大幅度下降，厌学；③做事不考虑后果，经常跟父母顶嘴、与老师争执，与同学缺乏合作精神，对一些不愉快的刺激做出过分反应等。

由于ADHD在学龄期更多见，本建议更适合于学龄期儿童。ADHD症状无特异性（可见于多种疾病），缺乏具有诊断意义的病因学或病理学改变，辅助诊断的客观体征与实验室资料少，故主要依据可靠的病史和对特殊行为症状的观察和检查，须将各种资料综合分析进行诊断。

二、病史收集

儿童的病史主要由父母或主要监护人提供，还可以请老师、亲戚、邻居、同伴等进行补充。

（一）现病史

首先要了解父母带孩子前来就诊的原因。在开始交谈时，鼓励父母按自己的看法介绍孩子的问题，取得信任，建立互动的合作关系。

根据家长提供的线索，我们大概了解儿童可能存在的问题，例如：注意力不集中、学习成绩不好、好发脾气等，并在脑海中初步有了一个“拟诊”。下一步，则针对重点问题进行深入询问，其内容集中围绕ADHD的主要临床表现、病程、共患病、社会功能和影响因素进行。

1. 注意障碍 注意障碍是ADHD的突出症状，也是诊断的必需症状。ADHD注意障碍的特点是主动的随意注意障碍，在注意的集中性、稳定性和选择性等方面存在异常；而被动的不随意注意相对增强，对完成工作任务有不良影响的无关刺激缺乏抗干扰能力。

可以从课堂、做作业、活动、生活等方面去了解注意力情况，患儿从事一项活动时容易分心，不能较长时间保持注意；上课不专心听讲；做需要集中注意力的事没有耐心；做作业拖拖拉拉；学习马虎，容易出现粗心所致的错误；经常丢三落四，丢失学习或生活用品等。需要注意以下问题。

（1）生长发育的差异：诊断标准中强调与发育水平不相称，这一概念是界定正常儿童与 ADHD 患儿的一个重要指标。由于儿童是一个正在发育的个体，在判断注意障碍时，要用发展的观点去分析。正常儿童在不同年龄阶段注意集中的时间有所不同，随着年龄增长，注意集中时间逐渐延长。一般来说，5~6 岁时专注时间为 12~15 分钟，7~10 岁时为 20 分钟，10~12 岁时为 25 分钟，12 岁以上可以达到 30 分钟。判断儿童注意力是否集中，应结合儿童的年龄和发展水平来确定。只有当儿童的注意集中时间明显短于上述时间，且与班上大多数儿童明显不同时，才能考虑存在异常。例如一个四年级的学生，老师反映其一节课听不了 10 分钟，可以视为异常；而一位母亲反映她的 4 岁孩子注意力不集中，不肯完成图画班的作业，做出诊断则比较困难。

（2）注意障碍的性质：幼儿期以不随意注意占优势，学龄初期随意注意有了很大的发展，但其注意力更多地与兴趣相联系，一般来说，直观、生动、引起兴趣、产生美感的事物容易吸引注意力，而单调、刻板的对象则容易分散注意力。正常情况下，由于儿童、青少年在兴趣、技巧等方面有所不同，注意集中性和稳定性存在很大差异。①学龄前期：除了简短的故事或任务，儿童很难对故事书或需要安静的事情（如涂颜色、画画）保持专注；②学龄期：对于不想从事的活动，如阅读指定书籍、做家庭作业或需要集中精力的任务，儿童可能无法坚持很长时间；③青春期：在进行自己并不渴望完成的任务时，青少年也很容易分散注意力。因此，判断儿童注意力是否存在问题应结合其兴趣水平综合考虑。低年级儿童在教学内容缺乏直观、具体、生动性时，出现不能保持注意和不能判定为异常。部分家长反映 ADHD 儿童玩电子游戏、看动画片时可以集中相当长时间，该情况是由于电子游戏、动画片对注意力的要求很短（2~3 分钟），同时非常具有刺激性所致，也不能就此认为儿童注意力没有问题。对于较大儿童，还要了解他们是否有想集中注意力而难以自我控制的主观感受。

（3）评价者因素：要注意病史提供者个人素质或对问题理解的偏差，导致对儿童注意力评价的差异。由于个人素质和对问题理解的不同，对同一儿童的同一行为，有的人认为是异常，有的人认为是正常，因此会影响病史的客观性，造成诊断的问题。例如：一位对孩子期望很高的母亲，孩子稍有分心就担心患了 ADHD，她们经常拿着报纸上描述的症状，说自己的孩子条条都符合。而一位本身好动的父亲，则认为“孩子爱动有什么关系，只要会吃饭就没病”，而对儿童的学习落后置若罔闻。

中国父母受传统文化影响，对儿童注意力要求较高。一项对学校儿童的研究发现，当请父母评价 DSM-Ⅳ ADHD 诊断标准时，82.3%的父母认为自己的孩子符合第 1 条（在学习、工作或其他活动中常常不注意细节，容易出现粗心所致的错误），57.33%的父母认为符合第 8 条（很容易受外界刺激而分心）。这提示父母希望儿童更专注于学习，对于儿童生长发育中正常的注意力分散，部分家长难以容忍，这些因素会造成提供病史的偏差。

2. 多动、冲动 多动是 ADHD 的另一主要症状，表现为活动水平明显比正常儿童高，在需要坐下来或需要遵守秩序的场合表现得更为突出。评价活动过度，要从活动水平、发生频度、场合以及发育水平等多方面考虑。ADHD 的多动症状受年龄影响，随年龄增长而减轻。在幼年期躯体活动明显比别的儿童多，不能安静下来，奔跑、跳跃、到处攀爬，不能动的东西也要去动，总是让大人担心他们的安危。到学龄期，大运动量的活动有所减少，主要表现为上课不安静，做小动作，玩文具、书本，撩惹邻座同学。下课后在教室内外与别的同学追追打打，高声叫喊。到青少年期可能只有坐立不安的主观感受。除运动性多动外，还有语言的增多，叽叽喳喳、喜欢插嘴、弄出噪声等。此外，要了解多动发生的频度，是否每天、每节课都发生。由于教师面对的是一个群体，常常能够较客观地评价儿童的多动行为。ADHD 儿童由于行为问题突出，为了维持班级的纪律，教师常采取一些关注措施，例如：让他们坐特殊位子，靠近讲台以便提醒，和同学分开单独坐以免影响别人等；或经常向家长反映，在家长会上重点提示等。教师的这种关注，提示 ADHD 儿童的行为与全班儿童的发育水平不相称，在诊断时很有价值。

近年研究认识到冲动是 ADHD 的核心症状，表现为自我控制能力差，情绪和行为失控。患儿缺乏耐心，不能等待，对挫折的耐受能力低；认知方面冲动，常导致学习失误；行为方面冲动，导致不能遵守纪律、规则，与同伴发生冲突，不受人欢迎。这些问题经常重复发生，难以改正。需要注意以下问题。

（1）生长发育的差异：儿童活动水平的变化很大，有些儿童从出生起就表现出较高的活动水平，据报道有 15% 的学龄儿童精力旺盛，活动水平高。正常情况下，婴幼儿和学龄前期儿童可能比较活跃、冲动，常常绕圈奔跑，不愿停下来休息，碰撞别人或物体，或不停地询问；学龄期儿童也可能比较好奇、贪玩，喜欢长时间进行活动性游戏，有时做事比较冲动，尤其在比较兴奋的情况下或与同伴攀比时；青少年期喜欢长时间进行社会性活动（如跳舞、打球、与同伴参与冒险的活动）。但这些多动没有影响儿童的社会功能，学习、纪律、伙伴关系都很正常。

（2）多动、冲动的性质：与正常儿童的活泼好动不同，ADHD 儿童的行为具有鲁莽、唐突的特点，做事不考虑后果，凭一时冲动。当他们有要求时，必须立即得到满足，不能等待；遇到挫折时不能忍受，出现激烈的情绪波动和冲动行为，甚至常常会动手打人导致别人受伤害。ADHD 的活动过度和冲动源于自我控制能力差，他们难以接受环境的约束，因此屡教不改，常常刚保证又犯，父母打骂、老师批评都无济于事。

ADHD 的多动为多场合性，不但在玩的时候多动活跃，在教室上课、在家学习做作业、到医院就诊、到需要安静的公共场所都表现出活动过度。而正常儿童的活泼好动是分场合的，在要求安静的场合能够自控。

对儿童多动、冲动行为的评价，还要考虑儿童本身的状态和环境。正常情况下，当儿童对事物产生厌烦或渴望时，活动和冲动性常常增加，而当这种厌烦或渴望得到解决后可以降低。

（3）评价者因素：对多动和冲动性的判断必须考虑监护人对儿童的期望水平和自身的耐受力。在不同文化背景下，人们对儿童的期望水平有所不同。在一项中国、美国、日本、印度尼西亚临床医师参加的跨国研究中，在共同观察了多动症儿童的录像后，中国和印度尼西亚临床医师记录的多动评分显著高于日本和美国临床医师。之所以如此，与传统文化影响有关。中国父母希望其孩子安静、服从、守规矩，因此，对孩子的多动-破坏行为容忍性差。此外，婴幼儿和学龄前儿童可能比较活跃、冲动，需要经常监护以免发生伤害，这些儿童的活动常常会给没有精力和耐心应对这些孩子的家长带来困扰。当父母本身有焦虑、抑郁倾向时，对儿童可能期望更高而耐受性更低。以上均有可能造成诊断偏差。

3. 起病年龄和病程 以前的诊断标准（从 DSM-Ⅲ到 DSM-Ⅳ）均将 ADHD 起病年龄定为 7 岁前。事实上，ADHD 儿童的症状常在 3 岁左右就明显表现出来，定义为“起病于 7 岁前”

是因为在幼儿阶段学习任务不多，幼儿园的课程时间比较短，没有考试等衡量标准，所以一些孩子的症状没有引起老师的注意。而有的 ADHD 儿童的父母由于缺乏经验和比较，早期也没有觉察到儿童的问题，直到上学以后，由于学习和纪律问题被老师发现才引起重视。在就诊时，追溯儿童幼时表现，从意识到孩子比别的儿童好动、难于管理算起，追溯儿童在幼儿园时的表现及老师对其评价，一般可以发现早期注意缺陷、多动的线索。

DSM-5 将年龄标准修改为“若干注意力障碍或多动-冲动的症状在 12 岁之前就已存在”。将年龄标准推后，是因为考虑到一些 ADHD 儿童智商较高，社会能力较好，在小学阶段学习压力不大的情况下，可能没有导致明显的社会功能损害。上中学后，由于课程、学习内容增多，社会功能损害显现出来。为了使这部分孩子得到帮助，因此将年龄标准放宽。

值得注意的是，多动和注意障碍可以由其他原因引起，也可能是一过性的。当一个各方面都很正常的儿童，突然出现明显的注意力问题或行为冲动，首先要考虑是否与学习压力、家庭问题、上中学等的适应障碍、应激（如父母离异）等所致的焦虑、抑郁等有关，这些生活事件引起的境遇性多动常常在6 个月内消失。因此，规定“符合症状标准和严重标准至少 6 个月”这一病程标准，旨在强调 ADHD 儿童中这些行为的持续存在，排除其他原因所致的注意不集中和多动冲动。

4. 社会功能　由于注意力不集中、多动、冲动可以见于正常儿童，因此如何区别 ADHD 儿童和正常儿童，评价社会功能损害程度是关键指标。只有当这些行为的程度明显超出正常，损害了儿童的社会功能才能诊断。社会功能指儿童学习、与人交往和适应环境的能力。

（1）学习能力：ADHD 儿童由于注意缺陷、学习效率低，常不能获得所学的知识，因此表现为学习成绩差、成绩波动。

随着功课难度增加，学习成绩每况愈下，至初中时常常成为前来就诊的主要原因。教师对这类儿童的评价是“聪明有学习能力，但不用心”。

（2）人际交往能力：①亲子关系：这些儿童自幼表现出困难气质，难于管理，常导致父母情绪急躁、缺乏耐心，采用粗暴、专制、拒绝的养育方式，亲子关系不良；而这种亲子关系又进一步加剧儿童不良行为的发展，形成恶性循环；至青春期，常出现严重的亲子冲突，甚至整个家庭失和。②伙伴关系：由于多动，喜欢和同学撩撩打打；由于冲动，常和小伙伴发生冲突，因而同学都不喜欢和他们交往。③师生关系：由于不遵守纪律、经常惹祸，给教师带来很多麻烦，加之不服从管教、与老师顶撞，导致师生关系不良。

（3）适应环境的能力：在幼儿园、学校等集体环境中，常不能遵守学校、课堂纪律及适应集体生活；在社会活动中，不能接受社会规则、制度的制约，而表现出反社会倾向，不能很好地适应社会。

（二）个人史

了解出生史、生长发育史、生活史、既往史以及家族史，既有助于分析病因和可能的影响因素，也为进一步的治疗奠定基础。

1. 出生史

（1）胎儿期：① 严重感染（特别是妊娠 3 个月内的病毒感染）；② 接触 X 线照射、药物或化学物品，使用毒品，吸烟，饮酒；③ 先兆流产，妊娠高血压综合征；④ 母亲患严重躯体疾病（如肝、肾或心功能不全，败血症）。

（2）围生期：① 出生时 Apgar 评分；② 窒息（发绀或苍白）；③ 产伤；④ 早产，低出生体质量；⑤ 新生儿期惊厥，严重黄疸，颅内出血。

2. 生长发育史　DSM-5 将 ADHD 归类在神经发育障碍，因而详细了解早期发育情况对诊断有重要意义。

（1）运动发育：抬头、独坐、爬行、独立、独行、小跑、跳跃的年（月）龄，精细运动能力。

（2）语言发育：咿呀学语、讲单词、短句、自动叙述一个简单的故事或事件的年龄。

（3）自行控制大小便的年龄。

（4）学习情况：入学年龄，学习成绩（尤其注意早期成绩），在校表现，理解及记忆能力，老师对他的评价。

（5）人际交往情况：与父母、兄弟姐妹、邻里伙伴、同学之间相处情况。

3. 生活史

（1）婴幼儿期抚养人：父母，（外）祖父母，寄养，收养。

（2）入幼儿园（托儿所）情况：活动水平，能否安静玩耍，和小朋友交往及学习情况。

（3）家庭及社会有无重大生活事件：父母经常吵架、分居、离异等。

（4）教养方式：溺爱放任，粗暴打骂，冷漠忽视，民主接纳。

（5）在对待患儿的教育问题上，父母之间以及整个家庭成员之间是否意见一致。

（6）父母对儿童学业的期望。

（7）每日看电视或上网、玩电子游戏时间：是否超过 2 小时。

（8）家庭居住条件：贫困，居住拥挤。

（9）亲子之间、整个家庭成员之间的相互关系。

4. 既往史

（1）中枢神经系统感染（脑炎、脑膜炎），抽搐史（发生年龄、发作频度、可能的诱发因素），运动和/或发声抽动。

（2）严重躯体疾病，感染，中毒。

（3）支气管哮喘/过敏。

（4）甲状腺功能低下或增高。

（5）遗尿，排便失禁。

（6）躯体发育不良。

（7）头部外伤（有无昏迷、呕吐）。

（8）视觉或听觉损害。

5. 家族史

（1）父母的躯体、精神健康状况及人格特点。

（2）家族成员精神障碍史。

（3）家族成员违法犯罪史。

（4）父母及其他亲属在幼年期有无类似表现。

三、临床检查与评估

对儿童的精神状况检查包括观察与交谈。

（一）观察

儿童常常不善于表达自己的想法，其心理活动常通过行为反映出来，因此观察是很重要的检查方式。从儿童进入候诊室、他的父母提供病史时，临床医师就应留意其语言、认知水平、情绪、社会行为及运动异常等表现，对年龄较小和不合作的儿童，这常常是主要的检查方法。

诊室也是在自然条件下观察家庭成员间相互关系及亲子关系的较好场所。家长对儿童是关怀备至还是态度粗暴？父母亲是相互补充，还是互相争吵、埋怨？经过观察，可以对儿童的行为、家庭关系基本了然于心。

儿童在不同的社会情景中，其行为的外在表现可能差异甚大。在诊室这一新环境中，可能限制了儿童某些行为的再现，即使明显多动的儿童，在进入陌生环境时，可能也会在短时间内控制自己的行为。其父母在场与不在场，儿童的表现也不完全一样。因此，有条件的地方，可设置单向镜观察室。儿童进入观察室后，以为无人看见他，时间一久，基本行为就会表现出来。观察者还可以应用量表记录儿童的行为表现，得到客观的行为记录。

运用游戏技术是了解儿童主观世界的良好手段。儿童常常通过游戏，表达他内心的喜怒哀乐；通过游戏的象征性意义，表达其家庭关系。通过游戏，可以达到与儿童亲近、沟通的目的，从而了解到真实情况。

还可以参考儿童的作业、日记、学校评语等。

（二）检查性交谈

检查性交谈是临床医师与儿童之间有目的的交谈，其目的是了解儿童的心理状况，为诊断提供依据，为下一步制定治疗方案收集资料。儿童的自我陈述是有价值的，特别是 6 岁以上的孩子。在交谈前临床医师应熟悉病史，掌握必须了解的内容，才能做到有的放矢。交谈的同时也要进行观察。在与患儿交谈中，临床医师亲切、真诚、同情的态度，柔和的语调，微笑的表情，耐心倾听，可以使儿童感到安定、亲切、可信，易于将自己的想法无保留地说出来。交谈时要采用适合患儿年龄的方式及语言，以便于患儿理解，才能使交谈更为融洽。非言语性沟通也是取得儿童信任、建立沟通的良好方式。交谈中要尊重儿童的人格，对于有些敏感问题，要迂回接近。有的青少年有些话只愿讲给临床医师听，而不愿他的父母知道，临床医师应给以承诺，为这些“小秘密”保密，如不是原则问题，就不反映给家长；如果有些情况确实很重要，在反馈给家长的同时，要告诫家长不要为这些问题惩罚孩子，以免在儿童面前“失信”。

1. 检查性交谈的主要内容

（1）对ADHD症状的评估：根据病史提供的线索，主要询问儿童对自己问题的了解和态度。对于年龄较小的儿童，通过交谈判断诊断性症状的存在或缺失是不可靠的；而青少年则可以自己提供或补充病史，重点放在家庭、学校及与同学交往的功能上，并且可以了解共病情况。

（2）了解儿童的内心体验：父母常常忽略儿童个人的情绪问题（如焦虑、抑郁、恐怖、愤怒），儿童个人叙述的内心体验常常是比较可靠的，特别是情绪问题和自尊。有些儿童的某些反社会行为、与性有关的活动或性心理，常常不为父母所知，只有当临床医师有意识地与其倾心交谈时才有可能暴露出来。

（3）精神病理学的总体评估：交谈的另一目的是面对面地了解儿童的精神状况。有的父母按照自己的猜测重点介绍多动症状，但是儿童一开口，却发现答非所问、无法交流，与父母所述大相径庭，提示患儿可能患有其他精神障碍，例如：急性应激障碍（acute stress disorder，ASD）、精神分裂症、双相障碍等。这时需要重点了解患儿的交往、交流发展情况，询问幻觉、妄想、焦虑、抑郁、躁狂体验，特别是自杀意念等。

2. 检查性交谈记录 一般按照精神活动的3个组成部分：认知活动、情感活动、意志行为活动来记录。精神状况检查提纲如下。

（1）一般表现：① 生长发育与年龄是否相符，衣饰与年龄、性别是否相符；② 意识状况：意识是否清晰，有无嗜睡、昏迷；③ 一般表现、生活自理水平与年龄是否相称，与临床医师接触交谈是合作还是过分羞涩、紧张、违拗、哭闹，有无伤人、自伤、攻击行为。

（2）认知活动

1）知觉障碍：①错觉：种类、性质、出现时间及频度；②幻觉：种类、性质、出现时间及频度；③感知综合障碍：种类、性质、出现时间及频度。

2）注意力：注意集中还是易分心，能持久还是很短暂，注意的广度、转换能力如何。

3）记忆力：远、近记忆及记忆保持力。

4）语言及思维：①言语：语调、语速、语量是否适中，流畅性如何；②理解和表达语言有无困难；③用姿势、手势或眼神表达自己意愿的能力如何；④思维障碍：思维形式障碍（如思维迟缓、思维贫乏、思维奔逸或思维破裂等），思维内容障碍（如各种妄想）；⑤智力：应结合年龄及文化背景考虑，如对一般常识的了解、理解判断力、计算力等；⑥自知力：指患儿对自己疾病的认识和态度。需注意年龄、发育因素。

（3）情感活动：① 情感的性质：主要倾向是适度，还是抑郁、淡漠、焦虑、紧张、恐惧、愤怒、憎恨、易激惹、高涨、欣快或幼稚；② 情感的协调性与稳定性：情感与内心体验是否一致，情绪稳定还是变化多端。

（4）意志与行为：① 意志增强或减退，本能（食、性意向）活动的增强或减弱；② 有无不自主运动或抽动，如有，注明部位及频度；③ 有无刻板动作、强迫行为；④ 言语、动作增多或减少；⑤ 有无兴奋躁动，如有，应了解其是否协调。

（三）体格检查及神经系统检查

常规的体格检查及神经系统检查对于发现导致症状的躯体病因（如甲状腺功能亢进、神经系统疾病、视觉、听觉损害）有帮助，并排除治疗禁忌证（如心脏病、肝肾功能不全等）。

（四）心理评估

心理评估为临床和科研提供标准化、数量化、相对客观的资料，已成为临床心理学的重要辅助诊断手段。目前有许多对评估 ADHD 儿童有用的神经心理测验和量表，可以帮助临床医师了解儿童的症状、社会功能、共病、家庭环境等情况，用于辅助诊断。在应用时要考察心理测验和量表的效度、信度、年龄/性别常模，最好有国内常模。

1. 儿童行为评定量表 儿童行为评定量表多为他评量表，主要有父母用、教师用、专业人员用量表，年长儿则常用自评量表。使用量表的好处：①资料完整全面：使用量表收集的症状比较完整，不容易遗漏症状，由与儿童密切接触的人填写，资料比临床医师在短时期内所观察的症状更全面。②客观：使用统一的评分标准，使个人的主观因素大大减少，能够较客观地反映问题。③便于交流。④方便：量表由父母或老师根据儿童的表现填写，易于掌握，不需经特殊训练；将量表编制成软件，由计算机录入、输出结果，更适合在临床应用。量表的局限性：①受评定者主观因素影响：由于受到儿童关系、评定者的文化程度、情绪、智力等因素的影响，评定者对条目的理解可能比较片面，不够客观，因而对于同一儿童，父母之间、父母与教师之间可能得出不一致的评定结果；②横断面记录不能反映症状的衍化过程：量表记录的仅为患儿症状的一个断面，不能从纵向说明症状的起源、发展及背景差别；③采用固定的评分方式，方法机械，不能辨别最突出的症状，不能发现患儿的个别特性。

（1）父母评定量表：父母是与儿童接触最密切的人，对自己的孩子观察细微，是评价儿童行为的重要来源，故父母评定量表是对儿童行为进行评定的方法中应用最广泛的一种。通过父母评定，往往可以获得较全面的资料，特别是一些仅在家中表现出来的症状。但是，因为父母受文化背景、情绪因素以及对儿童问题看法的影响，加之仅关注自己的子女，缺乏与其他儿童的比较，因此父母对儿童的评估常有失偏颇，相对不如教师可靠。如果父母之间评分不一致，可能反映儿童与父母相处的不同，或父、母一方过分强调孩子的问题或不愿承认孩子的问题。

目前国内常用的父母评定量表包括：专用于评估 ADHD 临床症状或执行功能的量表；评估儿童各种行为问题的多维度量表，其中有涉及注意问题的分量表以及各种内化性、外化性问题的分量表，可以评估 ADHD 的共患病；评估 ADHD 儿童社会功能的量表。简介如下，详见附录 1。

1）用于评估 ADHD 症状的量表：SNAP-Ⅳ 量表父母版（Swanson，Nolan，and Pelham，version Ⅳ scale，parent form），注意缺陷多动障碍诊断量表父母版（ADHD diagnostic scale，ADHD DS-P），注意缺陷多动及攻击评定量表（inattention/overactivity with aggression，IOWA），范德比尔特 ADHD 评定量表（Vanderbilt ADHD rating scales，VARS）等。

2）用于评估 ADHD 共患病的量表：Conners 父母症状问卷（parent symptom questionnaire，PSQ），Achenbach 儿童行为量表（child behavior checklist，CBCL），Rutter 儿童行为问卷，长处和困难问卷（父母版）（strength and difficulties questionnaire，SDQ）等。

3）评估社会功能的量表：Weiss 功能缺陷量表父母版（Weiss functional impairment scale-parent form，WFIRS-P）。

（2）教师评定量表：学校是学龄期儿童活动的重要场合。教师面向的是一个群体，能够对不同儿童进行比较，因此评价儿童行为较客观，尤其是多动、攻击等外化性问题。但教师对儿童的情绪问题、躯体化问题则不如父母观察仔细，易于忽略。

常用的量表有：SNAP-IV 量表教师版（Swanson，Nolan，and Pelham，version IV scale，teacher form），Conners 教师评定量表（teacher rating scale，TRS），IOWA Conners 教师问卷，Achenbach 教师报告表（teacher's report form，TRF），Rutter 儿童行为问卷（教师版），长处和困难问卷（教师版）等。

（3）儿童自评量表：随着儿童年龄的增长，有些心理活动不愿意告诉家长，因此一些细微的心理变化难以被父母、教师掌握。故对于较大的儿童，自我评定量表成为主要的资料来源，特别是焦虑、抑郁等情绪问题。

常用的量表有：Achenbach 青少年自我报告表（YSR，用于 11~18 岁青少年），长处和困难问卷（儿童版，用于 11 岁以上青少年），儿童焦虑性情绪障碍筛查表（the screen for child anxiety related emotional disorders，SCARED），儿童抑郁障碍自评量表（depression self-rating scale for children，DSRSC），儿童自我意识量表（children's self-concept scale）及艾森克个性问卷（Eysenck personality questionnaire，EPQ）等。

（4）专业人员评定量表：由临床医师、护士、心理治疗医师以及其他经过训练的专业人员填写，需要一定的专业知识，对症状不仅仅是记录，更多是判断症状的有无和严重程度，因此准确性较高，可以排除由于家长、教师、儿童本人的个人因素所造成的偏差。该类量表症状定义严格，检查者必须经过专门培训，并进行一致性检验，达到标准才能使用。主要用于诊断、评定严重程度、追踪治疗效果。国内有儿童大体评定量表（children's global assessment scale，CGAS）。

因儿童对自己的行为缺乏自我评价能力，其行为常常由父母或其他人进行评定。而父母的文化背景、情绪因素、对儿童问题的看法等可影响评价的可靠性，教师的经验、对学生的管理能力和对儿童心理问题的看法也会影响评估结果。因此，在使用量表评定儿童的心理行为时，应参考评价者因素对评定结果进行综合分析。与此同时，由于不同量表考察维度不同，描述方法不同、常模来源不同，所测出的内容也不完全一致，故需客观看待量表的评定结果。量表评定结果仅用于辅助诊断，不能代替临床诊断。只有将量表评定与临床工作相结合，才能得出正确诊断。

2. 定式和半定式诊断访谈 定式诊断访谈是按不同的疾病

所需，为从儿童和/或父母获取儿童的症状和功能状况而设计的详细的检查内容、工作程序及专用的记录设备等。半定式诊断访谈不像定式诊断访谈那样需要一项不漏，在初查无此项问题时可以跳到另一项，相对省时。定式和半定式诊断访谈是收集病史的有效方法，有利于全面、系统地了解儿童的功能及问题，较少遗漏资料，保证资料的信度和效度，主要用于临床科研和流行病学调查，由经过培训的访谈者进行。其缺点是不能区别问题的轻重主次，耗时较多。常用访谈工具如下。

（1）学龄儿童情感性障碍和精神分裂症定式访谈问卷（kiddie-schedule for affective disorders and the schizophrenia for school age children，K-SADS）：是应用最广泛的半定式儿童精神病访谈问卷，适用于 6~18 岁儿童和青少年，需要分别对父母和儿童进行访谈。该问卷特异度很高，但敏感度不够。需要评定者有较丰富的临床经验。K-SADS-目前和终生版（K-SADS-present and lifetime，K-SADS-PL）主要用于评定儿童和青少年当前和既往精神病理性发作症状的严重度，评定依据为 DSM-Ⅲ-R 和 DSM-Ⅳ，有探查问题和客观标准来评定具体的症状。K-SADS-PL所提供的探查性问题并非一定要按照样式问，而是提供一种方法以引出每个项目评分所必需的信息。检查者应随时调整探查的问题以适应儿童的发育水平，追问特定症状时要使用家长和孩子的语言。实施 K-SADS-PL 需要完成：①非结构式引导性检查（一般背景资料）；②筛查；③补充检查完成清单；④适当的诊断补充检查；⑤终生诊断总清单；⑥儿童总评问卷（C-GAS）的评定。K-SADS-PL 的实施分别从各知情者开始，然后综合所有数据并解决有分歧的知情者报告后，完成终生诊断归总清单和 C-GAS 评分的诊断。如果没有提示有当前或既往的精神病理，则完成筛查后不必做进一步检查。

（2）简明儿童少年国际神经精神访谈（mini international neuropsychiatric interview for children and adolescents，MINI Kid）：

是 Sheehan 基于 DSM-Ⅳ和 ICD-10 中儿童青少年精神障碍的诊断而设计的一个简短的定式诊断访谈问卷。MINI Kid 面向 6~16 岁的儿童和青少年，包括父母问卷和儿童问卷。两个版本的内容完全一致，只有问题所指的人称代词不同。问卷较全面地涵盖了儿童和少年期的精神障碍和行为问题，侧重于现状而非终生患病情况的调查，非儿童精神科专业人员经系统培训后即可使用。父母版对儿童青少年期常见的 ADHD、对立违抗障碍（ODD）、品行障碍（CD）、抽动障碍、儿童情感障碍及情绪问题以及危害严重的精神病性障碍、广泛性发育障碍等 23 种常见精神障碍，均显示了高特异度、较高敏感度的特点。儿童版对各种障碍普遍表现为诊断敏感度偏低，尤其是外化性障碍，可能与儿童对自己的多动、对立违抗行为缺乏自察能力有关。儿童版与父母版联合使用，是流行病学调查及临床研究实用、可靠的标准化工具。

（3）其他访谈工具：美国国立精神卫生研究所儿童诊断访谈提纲（NIMH diagnostic interview schedule for children version Ⅳ, DISC），是基于 DSM-Ⅳ编制的诊断问卷，适用于 6~17 岁儿童和青少年，有父母和青少年版，在科研及临床工作中应用较为广泛；Reich 等编制的儿童青少年诊断访谈（diagnostic interview for children and adolescents，DICA）；Angold 等编制的儿童青少年精神病评估（CAPA）等。

非正式的诊断访谈是按照 DSM-Ⅳ诊断标准的症状对家长和儿童进行访谈，这种方式与诊断的一致性较高。对于没有很多时间进行正式访谈的临床医师，这种方式结合评定量表的评定不失为一种合理和实际的选择。由于父母和儿童对问题的看法常常不一致，因此两者都要访谈。8 岁以上儿童和青少年能够提供重要、有用的有关他们自己的信息，访谈还可以提供一个询问敏感问题的机会。

3. 智力和其他认知能力评定 韦氏儿童智力量表由龚耀先

主持修订，称为中国修订韦氏儿童智力量表（C-WISC，1993），包括以下分测验：知识测验、领悟测验、算术测验、分类测验、数字广度测验、词汇测验、译码测验、填图测验、木块图测验、图片排列测验以及图形拼凑测验。这些分测验构成多个因子，如：注意/不分心因子，包括译码、背数、算术；工作记忆因子，包括译码、背数；加工速度因子，包括图形匹配、算术。可输出言语智商、操作智商以及总智商。ADHD 儿童智力一般在正常范围，故通过该量表评定可了解患儿的智力水平，有助于排除精神发育迟滞。与此同时，还可以通过分析该量表各个分测验和因子的测查结果，了解各智力因子发展水平及智力发展是否平衡，从而从不同层面为 ADHD 儿童的认知特征提供佐证，也同时为共患特定学习障碍提供诊断参考。

除智力评定外，还可以使用韦氏记忆量表（Wechsler memory scale，WMS）评定患儿的记忆水平。记忆测验要求积极的工作记忆，ADHD 儿童完成比正常儿童更困难。

在实施上述测验时，施测者需观察儿童的行为（如不停地摇椅子、坐不住）和测验时的态度（如不经思索随口作答，或轻易放弃）。上述观察对分析测验结果、辅助诊断具有参考价值。

4. 神经心理测验 近年来评估注意力、冲动和执行功能的测验发展较快，实际上这些测验仍是研究工具，还没有为个体诊断进行标准化，但能对患儿的问题性质提供线索，可作为客观的评定工具，是判断 ADHD 严重程度的客观指标。常用的有：①持续性操作测验（continuous performance task，CPT），注意力变量测验（test of variables of attention，TOVA），划销测验，Stroop 测验；②反应/不反应任务（Go/NoGo）；③威斯康星卡片分类测验（wisconsin card sort test，WCST）；④相同图形选择测验（matching familiar figures test，MFFT）等。详见附录 2。

四、实验室和辅助检查

（一）常规检查

首先要对于体格及神经系统检查中发现的可疑问题进行进一步相应检查，如：视觉、听力、染色体、甲状腺功能等。一般常规检查应包括血常规、尿常规、肝功能和肾功能、心电图、身高、体质量等，便于了解儿童的基本躯体状况，排除用药禁忌，也有助于在治疗中监测药物不良反应。

（二）脑电图

45%~90%的 ADHD 儿童脑电图存在异常，大多数儿童为轻至中度异常，表现为慢波增多、调幅不佳、不规则、基线不稳，β 波的频度及波幅均较低，α 波的频度增高。上述异常无特异性，但提示脑发育滞后。如果儿童幼时有高热惊厥史、抽搐史或抽搐家族史，应检查脑电图排除癫痫。特别是在使用兴奋剂前，应进行脑电图检查，以免药物诱发癫痫发作。

（三）脑诱发电位和脑电涨落图

有研究显示，ADHD 儿童主动注意时脑诱发电位晚成分的波幅较小，而被动注意时波幅降低不多，主动-被动状态之间诱发电位的变异率减小；在选择性注意时，事件相关诱发电位的 N1-P2、P3 波幅明显降低或延长。脑电涨落图发现 ADHD 患儿额区和颞区异常，常出现 α 波能量分布不集中、α 波慢化及 α 波左右不对称。ADHD 儿童脑电超慢谱结果也提示神经递质间可能存在协同功能异常。但这些检查在个体诊断中的作用尚有待于进一步探讨。

（四）神经影像学

如果怀疑有颅脑先天性发育畸形或其他器质性疾病，可以进行 CT、MRI 扫描等检查。近年来国内外对 ADHD 患儿脑结构及功能磁共振成像进行了大量的研究，较为一致的发现是 ADHD 患儿额叶-纹状体和额叶-顶叶环路异常。但这些尚处于研究阶段，对临床诊断和治疗尚无具体指导作用。

五、诊断标准与分类

（一）诊断标准简介

为使临床医师有章可循，提高诊断的可靠性和一致性，同时也为便于科研协作，必须使用统一的诊断标准。目前国际分类和诊断标准中有两大类被很多国家所采用，其影响很广泛。我国精神病学界也制定了本国的诊断标准。简介如下。

1. 美国精神病学会《精神障碍诊断和统计手册》　1994 年美国精神病学会出版《精神障碍诊断和统计手册》第四版（diagnostic and statistical manual of mental disorders，forth edition，DSM-Ⅳ）将具有注意缺陷、多动冲动的这类障碍命名为注意缺陷多动障碍（ADHD），列出 18 条症状，分为 2 个维度（注意障碍和多动/冲动）和 3 个亚型，有详细的诊断标准，通过现场测试可靠性和一致性好。本指南第一版建议采用 DSM-Ⅳ 关于 ADHD 的诊断标准。2013 年美国精神病学会出版了《精神障碍诊断和统计手册》第五版（DSM-5）。DSM-5 将 ADHD 归类于神经发育障碍，反映了 ADHD 的病因与脑发育的关系。在 DSM-5 的 ADHD 诊断标准中，症状条目、2 个维度、要求 9 条症状中至少符合 6 条等均与 DSM-Ⅳ 相同，但以下几个方面有所改变：①在症状举例中增加了用于成人的内容；②强调某些症状发生在多个场合；③起病年龄从 7 岁前改为 12 岁前；④分型被替换为描述性的说明，增加了目前的严重程度的等级；⑤允许孤独谱系障碍（ASD）共患 ADHD；⑥降低了成人 ADHD 诊断界值（从 6 条改为 5 条）。DSM 系统诊断标准虽然主要通行于美国，但具有较大的国际影响。

2. 世界卫生组织（WHO）《国际疾病分类》 WHO 于 1989 年出版了《国际疾病分类》第十版（international classification of diseases，ten edtion，ICD-10）“临床描述和诊断指南”，主要用于一般临床工作、教学和服务。“临床描述”对每一个障碍的主要临床特征和重要的、但较少特征性的有关症状加以描述。“诊断指南”指出：做出一个确定无疑的诊断通常需要多个稳定的症状组合。WHO 还于 1992 年出版了“研究用诊断标准”，其中包括症状学标准、病程标准、严重程度标准以及排除标准。ICD-10 对国际精神障碍分类学的影响很大，被纳入世界各国官方疾病统计范围。

在 ICD-10 中使用“多动性障碍”（hyperkinetic disorder）这一名称命名该类障碍，18 项症状学标准与 DSM-Ⅳ类似（仅有 1 项冲动项目的归类略有不同，“常常话多”在 DSM-Ⅳ归为多动，在 ICD-10 归为冲动），但不分型，要求两大主要症状同时存在方可诊断。故在诊断上比 DSM-Ⅳ更加严格（相当于 DSM-Ⅳ混合型）。ICD-10 多动性障碍诊断标准请参阅附录 3。

目前在 ICD-11 草案中，精神疾病的基本分类与 DSM-5 基本一致，但多动性障碍的诊断可能也会有改变。

3. 中华医学会《中国精神障碍分类方案与诊断标准》 2001 年出版的《中国精神障碍分类方案与诊断标准》第三版（CCMD-3）将该障碍命名为注意缺陷与多动障碍（儿童多动症）。该分类方案与诊断标准本着向 ICD-10 靠拢、又要保留中国特色的原则，既汲取 ICD-10 和 DSM-Ⅳ的优点，又体现了中国的文化传统。在诊断标准中，症状学标准包含 18 个项目，项目筛选根据现场测试中症状的出现率予以选定；个别症状出现率虽较低，但很严重，且有重大诊断意义，仍予以保留。因此，该诊断标准的症状内容与 DSM-Ⅳ/ICD-10 略有不同，更适合我国文化背景；仍分为注意障碍和多动/冲动两个症状群；将符合症状的项目数均定为 4 项，并要求两大主征同时存在方可诊断。

CCMD-3 注意缺陷与多动障碍诊断标准请参阅附录 4。

（二）诊断标准

临床医师可以根据需要选用诊断标准。本指南建议采用 DSM-5 关于 ADHD 的诊断标准，以确保诊断的准确性和减少诊断方法的变异。以下为 DSM-5 ADHD 的诊断标准。

1. DSM-5 ADHD 诊断标准 A　一种持续的注意缺陷和/或多动-冲动的模式，干扰了功能或发育，以下列（1）和/或（2）为特征。

（1）注意障碍：下列症状有 6 项（或更多）持续至少 6 个月，且达到与发育水平不相符的程度，并直接负性地影响社会和学业/职业活动。需要说明的是，这些症状不仅仅是对立行为、违拗、敌意的表现，或不能理解任务或指令；年龄较大（17 岁及以上）的青少年和成人，至少需要符合下列症状中的 5 项。

1）经常不能密切关注细节，或者在作业、工作或其他活动中犯粗心大意的错误（例如，忽视或遗漏细节，工作不精确）。

2）在任务或游戏活动中经常难以维持注意力（例如，在听课、对话或长时间的阅读中难以维持注意力）。

3）当别人对其直接讲话时，经常看起来没有在听（例如，即使在没有任何明显干扰的情况下，也会显得心不在焉）。

4）经常不遵循指示以至于无法完成作业、家务或工作中的职责（例如，可以开始执行任务但很快就失去注意力，容易分神）。

5）经常难以组织任务和活动（例如，难以管理有条理的任务；难以把材料和物品放得整整齐齐；凌乱、工作没头绪；不良的时间管理；不能遵守截止日期）。

⑥经常回避、厌恶或不情愿从事那些需要精神上持续努力的任务（例如，学校作业或家庭作业；对于年龄较大的青少年和成人，则为准备报告、完成表格或阅读冗长的文章）。

⑦经常丢失任务或活动所需的物品（例如，学校的资料、铅笔、书、工具、钱包、钥匙、文件、眼镜、手机）。

⑧经常容易被外界的刺激分神（对于年龄较大的青少年和成人，可能包括不相关的想法）。

⑨经常在日常活动中忘记事情（例如，做家务、外出办事，对于年龄较大的青少年和成人则为回电话、付账单、约会）。

（2）多动和冲动：下列症状有6项（或更多）持续至少6个月，且达到了与发育水平不相符的程度，并直接负性地影响了社会和学业/职业活动。需要说明的是，这些症状不仅仅是对立行为、违拗、敌意的表现，或不能理解任务或指令；年龄较大（17岁及以上）的青少年和成人，至少需要符合下列症状中的5项。

1）经常手脚动个不停或在座位上扭动。

2）当被期待坐在座位上时却经常离座（例如，离开他/她在教室、办公室或其他工作的场所，或是在其他情况下需要保持原地的位置）。

3）经常在不适当的场合跑来跑去或爬上爬下（注：对于青少年或成人，可以仅限于感到坐立不安）。

4）经常无法安静地玩耍或从事休闲活动。

5）经常“忙个不停”，好像“被发动机驱动着”（例如，在餐厅、会议中无法长时间保持不动或觉得不舒服；可能被他人感受为坐立不安或难以跟上）。

6）经常讲话过多。

7）经常在提问还没有讲完之前就把答案脱口而出（例如，接别人的话；不能等待交谈的顺序）。

8）经常难以等待轮到他/她（例如，当排队等待时）。

9）经常打断或侵扰他人（例如，插入别人的对话、游戏或活动；没有询问或未经允许就开始使用他人的东西；对于青少年和成人，可能是侵扰或接管他人正在做的事情）。

2. DSM-5 ADHD 诊断标准 B　若干注意障碍或多动-冲动的症状在12岁之前就已存在。

3. DSM-5 ADHD 诊断标准 C　若干注意障碍或多动-冲动的症状存在于两个或更多的场合（例如，在家里、学校或工作中；与朋友或亲属互动中；在其他活动中）。

4. DSM-5 ADHD 诊断标准 D　有明确的证据显示这些症状干扰或降低了社交、学业或职业功能的质量。

5. DSM-5 ADHD 诊断标准 E　这些症状不能仅仅出现在精神分裂症或其他精神病性障碍的病程中，也不能用其他精神障碍来更好地解释（例如，心境障碍、焦虑障碍、分离障碍、人格障碍、物质中毒或戒断）。

标注是否是：

314.01（F90.2）组合表现：如果在过去的6个月内，同时符合诊断标准A1（注意障碍）和诊断标准A2（多动-冲动）。

314（F90.0）主要表现为注意缺陷：如果在过去的6个月内，符合诊断标准A1（注意障碍）但不符合诊断标准A2（多动-冲动）。

314.01（F90.1）主要表现为多动/冲动：如果在过去的6个月内，符合诊断标准A2（多动-冲动）但不符合诊断标准A1（注意障碍）。

标注如果是：

部分缓解：先前符合全部诊断标准，但在过去的6个月内不符合全部诊断标准，且症状仍然导致社交、学业或职业功能方面的损害。

标注目前严重程度：

轻度：存在非常少的超出诊断所需的症状，且症状导致社交或职业功能方面的轻微损害。

中度：症状或功能损害介于“轻度”和“重度”之间。

重度：存在非常多的超出诊断所需的症状，或存在若干特别严重的症状，或症状导致明显的社交或职业功能方面的损害。

（三）不同年龄、性别人群的诊断问题

1. 学龄前儿童ADHD的诊断 有关学龄前儿童ADHD的诊断一直存在争议，因为注意力不集中、任性冲动、好动是大多数2~5岁儿童的日常行为。有研究显示，大约40%的儿童在4岁时被父母和教师观察到有注意问题，这些问题是短暂的，常在3~6个月内消失。另有研究显示，在3~4岁时症状的频度和严重程度达到足以诊断ADHD的儿童中，在学龄期或青少年期也仅有48%仍保持原诊断。这些研究表明，3~4岁儿童出现显著注意力不集中和多动，至少半数并不持续到学龄期或青少年期。另一研究报道仅有5%~10%学龄前被父母、教师认为注意力不集中的儿童在2年级时被诊断为ADHD。

然而，过分的冲动、注意力不集中会影响亲子关系，阻碍儿童的认知功能和社会化的发展，因此近年来强调早期诊断的必要性。但是，由于学龄前儿童的神经系统尚处于发育不成熟阶段，就其临床表现来说会比学龄期儿童表现出更多、更明显的症状，故在诊断时如果采用和学龄期儿童一样的标准就会扩大诊断范围。DSM-Ⅲ-R规定在诊断幼小儿童时，要求符合诊断的条目要多些。Lahey等报道DSM-Ⅳ的多动/冲动为主型平均年龄偏低。Byrne使用DSM-Ⅳ诊断标准诊断25例ADHD学龄前儿童，发现符合DSM-Ⅳ多动冲动为主型者占68%，混合型占28%，注意缺陷为主型仅占4%。因此在确定是否为ADHD诊断

时，不宜生搬硬套现有的诊断标准，一定要结合其年龄特点。

在诊断标准中，“与年龄发育不相称的”活动过度和注意力不集中是与正常儿童重要的鉴别点。此外，症状的持续存在超出了应激或环境改变所致适应不良的范围，也是有用的鉴别指标。症状出现在家庭以外的多种场合（如幼儿园、公共场所），症状表现在父母以外的人（如老师）面前，严重影响其社交、教育或家庭管理也是必须考虑的。

2. 青少年 ADHD 的诊断　青少年 ADHD 最典型的症状是学业成绩差，且随年龄增加而加重，是就诊的主要原因。早期未就诊的原因可能与儿童智力水平较高，在小学阶段未出现明显学习问题，未引起家长和老师的注意有关。到青少年期，由于学习需要更高的认知水平，要求在学习时更注意细节、注意力更集中、更持久，因而表现出来。由于就诊时多动的症状已不明显，如不仔细询问病史常导致误诊。这些儿童早期可表现为典型的多动；至青春期后主要表现为内心不安宁、坐不住，在需要就座的场合有轻微的运动性行为，但当环境有较大的空间允许其活动时，仍有活动过度、干扰他人交谈、冲撞他人等表现。另一特点是行为不适当，如过分嬉笑、易兴奋、捉弄人而不顾他人感受，对他人的玩笑反应过度等，给人以“不成熟”的感觉。早期伴有攻击、违抗行为的儿童，青春期后这些症状易于发展为品行障碍（CD）、青少年违法。在诊断时，追溯小学阶段的病史是非常有价值的。

3. 成人 ADHD 的诊断　最新研究显示，10%～60%儿童、青少年的 ADHD 症状会延续到成人期，大约 4.5%的成人会表现出 ADHD 的问题。

成人 ADHD 的表现与儿童期的症状类似，但多动的症状随年龄增加而减轻，表现为内心不安的主观体验。临床症状主要表现为注意缺陷和多动冲动两个方面。

（1）注意缺陷：成人 ADHD 患者可以表现出难以集中精力

和完成任务，在工作中经常出现纰漏或粗心造成的错误；在听报告、与别人交流和长时间阅读时很难保持注意力，或在完成以上工作时表现回避和抵抗的情绪；可以很快地开展工作，但是很容易出现虎头蛇尾的情况，无法从一而终；工作效率低，难以管理有顺序的任务，难以有次序地保存材料和物品，在工作中表现出凌乱和没有组织；不能很好地管理和分配自己的时间，常常拖拉或错过截止日期；经常在日常活动中忘记事情，例如回电话、付账单、约会等。

（2）多动冲动：成人 ADHD 患者在工作中会经常离开座位，甚至离开办公室或工作场所；感到心神不宁，容易被干扰物所影响；在休闲活动中很难保持安静；坐不住，或经常翻看手机和平板电脑；话语过多，与人交谈中表现得滔滔不绝但没有重点；频繁打断别人的话，在别人问题尚未讲完就回答或接话；做事或排队时没有耐心。

这些成人 ADHD 症状必须在 12 岁以前就有类似的表现，不同环境下的症状会影响到社交、学习和工作能力，从而增加离婚、工作困难、物质滥用、犯罪及交通违章的风险。

成人 ADHD 的诊断要求临床医师与患者进行面对面访谈，并通过临床观察、体格检查、量表评估、神经心理学测试等渠道采集足够的信息和证据支持诊断的成立。在会谈时，要充分了解患者的个人成长史和症状的发展过程，特别是了解其他相关心理和行为问题。

4. 女孩 ADHD 的诊断 临床资料发现，ADHD 患儿中男女之比为（4~9）：1，社区流行病学调查资料为 2.1：1。说明有许多女孩未就诊或未被临床医师诊断。女孩常以注意障碍为主要表现，多动不明显，有更多的认知损害，阅读水平低，外化性行为问题如对立违抗障碍、CD 的共患率低，社会功能有更多的损害，但对药物的反应比男孩好。由于女孩多动及外化性问题不如男孩明显，不易被家长和老师发现，应引起临床医师的关注。

六、鉴别诊断

ADHD 的临床表现从单一症状角度看都是非特异的，可见于多种情况，因此鉴别诊断非常重要。

（一）正常儿童活动水平高

幼儿本身的特点是活动水平高，不能持久地停留在一个地点。有 15%的学龄期儿童精力旺盛，活动水平高。有些父母不知儿童的活动水平如何算正常，或自己好静，对儿童的不安静耐受力差，或核对科普宣传资料上的条目，觉得条条都符合，因而带孩子就诊。鉴别要点是这些儿童没有社会功能受损，学习成绩和与伙伴交往均正常，他们的活动过度常常是在环境允许的场合，能够有效控制自己，没有 ADHD 儿童的行为缺乏计划性、组织性的特征。如果鉴别困难，参考老师的意见尤为重要。

（二）各种躯体原因所导致的注意问题

各种慢性躯体疾病（甲状腺功能亢进、甲状腺功能减退、风湿热、中耳炎等）、神经系统疾病（中枢神经系统感染、脑外伤、脑变性病、癫痫等）、视觉和听觉损害、睡眠障碍及各种药物的不良反应等均可导致注意力不集中及行为改变。通过详细了解病史、仔细的体格检查和实验室检查可以发现确定的躯体疾病，可资鉴别。例如：脑炎早期可以出现明显的多动、注意力不集中，但之后会出现发热、意识障碍、抽搐或精神症状等典型的脑炎表现，脑脊液、脑电图、CT、MRI 也会有相应改变；在恢复期，可能会遗留多动、冲动、注意力不集中、脾气急躁等表现。癫痫患儿有发作性抽搐、失神，脑电图痫样放电等。癫痫患儿在间歇期可以表现出明显的多动、注意缺陷，这时可以诊断为共患病，同时给予治疗。

（三）精神发育迟滞（智力发育障碍）

精神发育迟滞儿童可以伴有多动、不宁，ADHD 可以导致学习成绩差，给人以智力低下的假象，因此在诊断时易造成混淆。鉴别要点：精神发育迟滞儿童有明显语言、运动发育延迟，详细了解发育史有助于判断，智力测验智商<70 可资鉴别，儿童适应行为评定量表适应能力商数<70 分也是诊断精神发育迟滞的必备条件。值得注意的是，有的 ADHD 患儿智力测验时智商达不到 70，为 65～69，这时不要轻易诊断为精神发育迟滞，得分低可能与测验时多动、注意力不集中影响其成绩有关。此时应该使用哌甲酯或托莫西汀治疗，待患儿症状缓解后复查，以确定是否存在精神发育迟滞。精神发育迟滞可以共患 ADHD，应该分别予以诊断。

（四）孤独谱系障碍

部分孤独谱系障碍（autism spectrum disorder，ASD）患儿表现出兴奋及多动，国内报道占 33.3%～84.2%，很多父母以多动症作为主诉带患儿就诊。典型 ASD 通过病史及临床观察可发现社会交往障碍、语言交流障碍和兴趣、活动内容的局限、刻板与重复，一般不难鉴别。智力水平较高的 ASD 儿童，其社会交往损害相对较轻，往往上学后才来就诊，误诊为 ADHD 的情况较多。鉴别要点：ASD 患儿的多动常常是一个人独自活动，活动较为单调刻板，无目的性，与周围的人缺乏联系；注意力不集中是因为他们对于学习缺乏兴趣，而对于他们自己感兴趣的事物，却能够长时间地专注，甚至达到痴迷的程度；在社会交往方面处于封闭和隔离状态，常常缺乏人际交往所必需的基本社会技能，在社交场合中拘泥细节，缺乏灵活性，因而不能建立友谊。ASD 可以共患 ADHD，应该分别予以诊断。

（五）特定学习障碍

特定学习障碍又称特定性学校技能发育障碍，是指从发育的早期阶段起，儿童学习技能的发展存在异常，该障碍以大脑发育过程中的生物学异常为基础，导致认知加工过程的异常。患有特定学习障碍的儿童，由于对老师的课堂讲授理解有困难，常常产生厌倦而出现继发性注意问题和坐立不安。因此，需与 ADHD 相鉴别。首先，特定学习障碍儿童起病年龄常在入学后 1~2 年，其学习问题以阅读能力受损为主，是认知功能的损害；而 ADHD 儿童的成绩下降常发生在 3~4 年级，以言语学习和记忆能力受损为主，不完成作业、粗心、在学校行为表现差更突出；其次，从症状发生次序来看，ADHD 是先有行为问题，然后出现注意力不集中，最后出现认知缺陷；而学习障碍是先有认知缺陷，继之出现注意力和行为障碍；最后，特定学习障碍也可以与 ADHD 共病，此时应分别予以诊断。当 ADHD 注意缺陷为主型共患特定学习障碍时，由于多动不明显，注意缺陷未予以重视，有时难于判断注意问题的原因，使用药物治疗或许有助于鉴别。

（六）抽动障碍

抽动障碍是以不自主的突发、快速、重复、非节律性、刻板的单一或多部位肌肉运动和/或发声抽动为特点的一种运动障碍。由于身体多部位的小动作和上课不自主的发声，有时被误认为是多动；由于频繁抽动，会引起注意力不集中。鉴别要点：抽动障碍和 ADHD 的症状表现不同，抽动障碍的症状具有不自主性，患儿想控制症状但无法控制；而 ADHD 患儿可以在一段时间内控制自己的行为。但抽动障碍患者中约半数共患 ADHD，此时可以分别予以诊断。当两种疾病共患时，ADHD 症状常先于抽动症状出现，抽动症状会加重 ADHD 症状，使临床表现变得更加复杂，治疗也更加困难。

（七）对立违抗性障碍（ODD）/品行障碍（CD）

单纯的ODD和CD没有注意缺陷、多动不宁等表现，无神经系统发育延迟等病史，可资鉴别。值得注意的是，ODD/CD可能出现一些类似ADHD的行为，例如：不听讲、不完成作业、扰乱他人等行为，要从动机上予以鉴别。父母和老师在填写量表时，由于对ADHD孩子的成见，可能在ADHD之上出现晕轮效应（halo effect），即ODD、CD得分也会增高，临床医师需要仔细鉴别，是ADHD的情绪失控，还是ODD的对抗权威？是ADHD的自我控制力差，还是CD的有意破坏性行为？许多ODD、CD儿童在早期患有ADHD，随着病情的发展和社会心理因素影响而发展为ODD和/或CD，这时可以诊断为共患病，需要综合治疗。

（八）焦虑障碍

儿童焦虑时常出现与ADHD相似的症状，儿童广泛性焦虑障碍的诊断标准中有些条目也与ADHD类似，如：坐立不安、注意力不集中、易激惹、睡眠问题等，因此两种障碍需要鉴别。鉴别要点：焦虑障碍有明显的起病过程，常在考试失利或遭遇挫折后发生，通过与儿童交谈，可发现焦虑障碍患儿具有焦虑、烦躁、不快乐的主观体验。但是，ADHD和焦虑障碍也可以共同存在，有两种情况：ADHD儿童由于学习、人际交往方面的失败，可以出现焦虑，如担心自己的成绩，担心父母、老师的批评，积极治疗ADHD即可缓解；另外部分患儿存在多动、注意缺陷的同时，也存在分离性焦虑、广泛性焦虑及各种恐怖症状，临床上难分先后，此时可以诊断为共患病，并应首先针对对患儿影响更大的障碍进行治疗。

（九）应激相关障碍

儿童对环境的依赖性较大，产生应激相关障碍的概率较高。适应障碍是指个体因某一明显的生活改变或应激事件（例如：身患严重疾病、家庭破裂、迁移异地、父/母被监禁、父/母罹患重病、父母或祖父母去世、新学年开始、转学、寄宿等）导致的短暂的烦恼或情绪失调。创伤后应激障碍指在遭受异乎寻常的威胁性或灾难性打击之后出现的延迟性和持续性精神障碍。两者均导致儿童出现明显的情绪和行为改变，包括注意力障碍和多动不宁，需要与 ADHD 鉴别。鉴别要点：应激相关障碍发病前有明显的生活事件或环境改变，患儿主观上有对所发生事件的不适应、不习惯或紧张、害怕的内心体验，通过积极处理生活事件，症状会逐渐消失，病期一般达不到 ADHD 所要求的 6 个月。

（十）破坏性心境失调障碍

破坏性心境失调障碍（disruptive mood dysregulation disorder, DMDD）是 DSM-5 新增加的抑郁障碍的一个病种，以持续的易激惹和频繁发作的极端的脾气爆发、行为失控为特征。ADHD 儿童也有发脾气、易激惹情况，两者的鉴别要点如下：①DMDD 患儿脾气爆发的程度非常严重，恶语伤人、打人、毁坏贵重物品等，次数非常频繁，每周≥3 次；ADHD 患儿虽然也有发脾气，但程度和频度都比较轻。②DMDD 患儿在脾气爆发的间歇期心境恶劣，常诉烦恼、自我评价低、爱生气，感觉大家都对他不好；ADHD 患儿不发脾气时情绪基本稳定。③DMDD 患儿家系中焦虑、单相抑郁更多见；ADHD 患儿家族中 ADHD 和冲动患者更多见。

86.3%的 DMDD 青少年同时罹患 ADHD，ADHD 可能是 DMDD 的早期表现。这种情况可以诊断为共患病，分别予以处理。

（十一）抑郁障碍

儿童抑郁症可以出现注意力不集中、易激惹、烦躁不安等类似于ADHD的症状，有的还伴有破坏性行为，甚至违纪、违规。鉴别要点：儿童抑郁症常起病于12岁以后，病前行为表现正常，有明显的起病过程；通过与患儿交谈，可以发现抑郁心境、兴趣下降、烦恼等主观体验；在绝大多数活动中患儿表现精力缺乏和容易疲劳，可能会伴有食欲下降。ADHD儿童也可以共患抑郁症，应分别予以诊断和治疗。

（十二）躁狂发作

儿童躁狂发作的症状常表现为多动、注意力涣散、学习成绩下降及睡眠不安，类似于ADHD。鉴别要点：①起病年龄：躁狂发作常起病于12岁以后，病前社会功能良好；②临床表现：躁狂发作患儿有明显的情感高涨、思维奔逸、自我感觉良好、精力充沛、睡眠需要减少等症状和主观体验，其多动、冲动、注意力涣散、易激惹比ADHD更严重；③病程：躁狂症为发作性病程，双相障碍为反复发作的情绪高涨和情感低落的交替，间歇期社会功能良好；④家族史：躁狂发作患儿常有情感障碍家族史。部分ADHD患儿可出现躁狂发作，躁狂发作时注意障碍、多动、冲动明显加重，可以诊断为共患病，先治疗躁狂症状，缓解后还需要治疗ADHD。

（十三）儿童精神分裂症

儿童精神分裂症早期可能以注意力不集中、多动不宁、情绪不稳为主要表现。鉴别要点：①起病年龄：儿童精神分裂症一般起病于10岁以后，病前社会功能良好；②精神症状：深入询问病史和精神状况检查，可发现情感淡漠、对外界事物缺乏相应的情感反应、孤僻离群、行为怪异、思维脱离现实等症状，如果发现幻觉、妄想则较容易鉴别。因部分精神分裂症患儿早期即存在发育问题，例如：言语发育迟缓，精神发育迟滞，同时伴有行为自我控制能力差、多动等行为问题，鉴别起来有一定困难。此时通过详细了解病史，会发现患儿有明显性格方面的变化，例如：原来能交流，现在不能与父母交流；原来个人生活能自理，病后明显退化；同时伴有自言自语、自笑等，反映患儿的内向性思维或存在幻觉。如果高度怀疑精神分裂症，可以试用抗精神病药物治疗，一般会有改善。

（十四）反社会人格障碍

反社会人格障碍见于成年患者。该障碍患者常表现为持续的反社会行为，如说谎、欺骗、偷窃、对社会规则和他人的不尊重和违背，他们也会经常出现违法犯罪行为。这类患者在童年时期常常有 ADHD 病史，但其行为已经远远超出了 ADHD 的范畴。如果童年有 ADHD 史，可以诊断为共患病。

（十五）边缘人格障碍

边缘人格障碍见于成年患者。该障碍患者常表现出部分类似 ADHD 的症状，包括冲动、情绪不稳定、易怒，但是 ADHD 的冲动和易激惹症状常是无目的性和相对单纯的，而边缘性人格障碍患者的症状常常是有目标且持续的。而且 ADHD 患者不会出现与他人的冲突关系、自杀关注、辨认紊乱、被遗弃感等。

ADHD 诊断流程图见图 4-1。

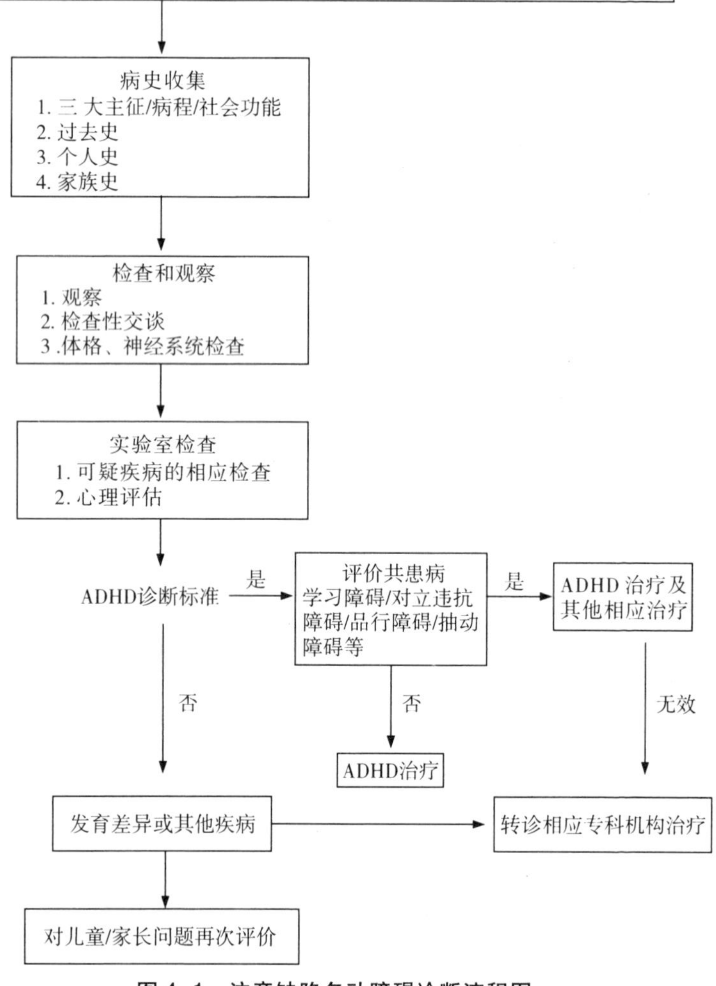

图 4-1　注意缺陷多动障碍诊断流程图

注意缺陷多动障碍的共病及诊断

第 5 章

虽然 ADHD 需与其他发育障碍或精神障碍相鉴别，但是 ADHD 儿童伴随其他发育障碍或心理障碍很常见，至少 1/3 的 ADHD 儿童合并有其他障碍。研究显示，ADHD 儿童共病的患病率：对立违抗障碍（ODD）为 35.2%，品行障碍（CD）为 25.7%，焦虑障碍为 25.8%，抑郁障碍为 18.2%。临床医师在诊断 ADHD 时，要考虑到合并的其他疾病。反之，在诊断这些疾病时，也要考虑合并 ADHD 的可能。

一、常见共病

1. ODD 至少 35% 的 ADHD 儿童伴有 ODD。ODD 的基本特点是“持续性地针对权威的对抗、逆反、拒绝服从和敌视行为”。持续存在的 ODD 往往会发展成为 CD。ADHD、ODD 及 CD 有时会相互重叠，因此，美国 DSM-5 将 ODD、CD 列入破坏性、冲动控制及品行障碍统称为“注意缺陷和破坏性行为障碍”，并列为神经发育障碍的范畴。年龄较小的 ADHD 儿童伴有 ODD 较多，随着年龄的增长，ODD 可能发展到 CD，因此年龄较大的 ADHD 儿童伴有 CD 较多。

不伴注意缺陷的 ODD 有时很难做出诊断，特别是当无法控制的行为是 ODD 的主要特征时，因为年龄较小的儿童很难解释他的注意缺陷是否是真正意义上的问题。对于这些儿童，有必要跟踪随访一段时间，直到问题变得清楚。通常要到上学以后才有可能清楚地了解他是否具有 ADHD 症状。

2. CD CD 在 ADHD 儿童中也很常见，与 ADHD 的共病率可以达到 25.7%左右。共患 CD 的 ADHD 儿童多数由儿科医师、儿童保健医师或社区医师转诊到儿童精神科医师，严重程度高于单纯 CD 或单纯 ADHD。

有研究显示，相对于仅诊断有 ADHD（3.4%）或 CD（20.7%）的同龄儿童，ADHD 共患 CD 的儿童犯罪或自我报告不良行为的发生率最高，可以达到 30.8%。对 ADHD 共患 CD 的儿童进行纵向随访研究显示，相对于单纯诊断为 ADHD 的儿童，这些有共病的儿童在他们成年后的状况更差。

纵向研究结果显示，学龄期 ADHD 儿童的行为是 CD 的危险因子，即使那些刚出现的问题构不成 CD。只有单一 ADHD 行为的儿童随着时间的推移发生 CD 的危险性也会增加，而 CD 并不以同样的方式导致 ADHD。CD 通常继发于 ADHD，也有研究者认为 CD 是个体对 ADHD 的反应。

CD 中也常出现较轻微的多动和注意力不集中，如果同时存在多动性障碍和 CD 的特征，且多动广泛而严重，ICD-10 则建议诊断为“多动性品行障碍”。这里的“多动性障碍”与 ADHD 性质还不完全相同。

如果 ADHD 与 CD 共病，建议首先治疗 ADHD 症状。对 CD 的干预也需要给予家长管理指导和认知行为治疗。

3. 焦虑障碍 ADHD 与焦虑障碍的共病可以高达 34%。尽管有研究显示，ADHD 与焦虑障碍具有不同的家族分布特点，但对于诊断为 ADHD 的儿童和青少年，其亲属发生焦虑障碍的危险明显高于正常儿童的亲属。研究提示，焦虑障碍最多发生于 ADHD 的注意缺陷为主型和混合型儿童。无论哪种情况，收集详尽的家族史非常重要。实际上，焦虑障碍家族史、频繁出现的恐惧和对监护人尤其是母亲的过分依赖，往往提示有焦虑症状。

多动和注意力不集中可以作为焦虑的症状出现，但与ADHD的特征性表现性质不同。而作为焦虑症状组成部分的坐立不安也不应该成为ADHD的诊断依据。

4. 心境障碍　心境障碍的主要表现是躁狂发作和抑郁发作。躁狂发作的症状主要是情绪高涨、话多、夸大、活动多。ADHD合并心境障碍的发生率仅为4%。对青春期以前躁狂的存在和定义仍存在争议，在对现象学和儿童躁狂症的诊断以及本质的演变和家族的关系上需要做很多的工作。尽管如此，有些研究显示了ADHD和躁狂症之间有很大程度的交叉，提示在ADHD和躁狂症诊断及其鉴别方面仍然有很多工作要做。

ADHD合并抑郁障碍（包括重性抑郁障碍和心境恶劣）占18%左右。ADHD儿童常常有其他家庭成员有重性抑郁障碍病史。相对于没有合并疾病的同龄人，合并ADHD和抑郁障碍的儿童进入青春期的结局可能会更差。例如：合并抑郁障碍的ADHD青少年自杀的危险增高。初步研究提示，这些合并疾病最多见于ADHD注意缺陷为主型和混合型儿童。

对于ADHD和抑郁障碍共病的原因我们知之甚少，有些ADHD儿童是由于在学校人际关系受挫而导致自尊心下降和不安全感。

只有当患儿具有与心境障碍无关的症状，这些症状又能明确显示出独立的ADHD存在时，才可以给出两个诊断。

儿童心境障碍的患病率远远低于成人，虽然不同年龄阶段的儿童心境障碍，尤其是重性抑郁障碍有其特点，但是仍然没有可操作性的儿童心境障碍的诊断标准。

5. 学习障碍　研究显示，ADHD儿童可能有不同程度的神经发育延迟。开口说话比正常儿童要晚，表达性语言过于简单，感觉运动协调性常常受到损害，书写能力较差，阅读能力落后于同龄儿童。

ADHD儿童出现学习障碍的可能原因有以下几个方面：大约有1/3的ADHD儿童存在智力发育不平衡，言语智商相对落后于操作智商；注意力不能集中；部分儿童存在空间感知觉的异常。

ADHD合并学习障碍的发生率为12%～60%。到目前为止，还没有明确研究资料根据人口学特征、行为和情感功能、对各种干预手段的反应等问题描述ADHD合并不同类型学习障碍儿童的差异。与没有学习障碍的ADHD儿童相比，存在学习障碍的ADHD儿童最需要特殊教育措施。初步研究提示，这些合并疾病最多见于ADHD注意缺陷为主型和混合型儿童。有研究显示，ADHD儿童易于共患阅读障碍，ADHD儿童伴发的阅读障碍较多。

6. 抽动障碍 抽动障碍以抽动为主要临床表现。抽动是一种不随意的突发、快速、重复、非节律性、刻板的单一或多部位肌肉抽动或发声。运动和发声抽动均可分为简单和复杂两类，但界限不清。如眨眼、斜颈、耸肩、扮鬼脸等属于简单的运动抽动，蹦、跳、打自己等属于复杂的运动抽动；清喉声、吼叫、吸鼻动作属于简单发声抽动，重复言语、模仿言语、秽语属于复杂发声抽动。各种形式的抽动均可在短时间受意志控制，在应激下加重，在睡眠时减轻或消失。抽动障碍多发生于儿童时期，少数可持续至成年。根据发病年龄、临床表现、病程长短以及是否伴有发声抽动而分为：①短暂性抽动障碍；②慢性运动或发声抽动障碍；③发声与多种运动联合抽动障碍（Tourette综合征，TS）。

许多ADHD儿童在学龄早期出现抽动障碍。在这些病例中，社会心理损害的程度通常由ADHD来决定，但抽动障碍也是治疗的目标。

30%～35%的TS儿童伴有ADHD症状，6～18岁的TS患儿中，50%~60%伴有 ADHD。TS 症状越严重，伴随 ADHD 越多。Comings 发现，轻度、中度和重度 TS 所伴随 ADHD 的发生率分别为 30%、50%和 70%。

需要注意的是，有的社区医师会将儿童抽动障碍当作 ADHD，给儿童服用哌甲酯等药物，反而使抽动症状加重。抽动障碍是一小群肌肉的不自主抽动，例如：眨眼睛、歪嘴巴、缩鼻子、扭头颈、耸肩、甩手臂及发出怪声。而多动症的“动”是小动作增多，东奔西跑，手足不停，活动量增多。

7. 特定运动技能发育障碍　特定运动技能发育障碍也是儿童期常见的神经发育障碍之一。ADHD 儿童通常伴有感觉运动协调的问题，特别是书写困难、行动笨拙、体育运动差和达到运动里程碑的显著延迟。如果观察到学习成绩或日常生活明显受干扰，这表明需要用兴奋剂来治疗。兴奋剂可改善运动协调和增加儿童进一步进行感觉运动的动机。

8. 物质滥用　ADHD 和物质滥用两者之间的关系复杂，而且研究相对较少。既往研究显示，那些寻求鸦片、可卡因及存在其他物质滥用障碍的人群患 ADHD 的概率升高。物质滥用往往是 ADHD 成人期的结局之一。ADHD 患者外表上看起来年龄要小，发生物质滥用的时间早，往往频繁和强烈地使用成瘾物质，包括烟草、酒精、药物甚至毒品。然而，目前的资料多数是对物质滥用的成人进行回顾性调查得到的结果。

对 ADHD 儿童和正常儿童随访到青少年和成人早期的前瞻性研究也表明，ADHD 儿童发生药物使用和滥用的概率增加，特别是烟草滥用。在这些研究中，随访到成年早期的病例较随访到青少年的病例更具有说服力。

9. 破坏性心境失调障碍　破坏性心境失调障碍（disruptive mood dysregulation disorder，DMDD）是儿童青少年抑郁障碍的特殊类型，患病率为 2%~5%，可以共患 ADHD 和 CD。DMDD 的诊断要点包括以下主要内容：多发生在 6~18 岁的儿童和青少年；临床表现为与发育阶段极不一致的、严重而反复的脾气爆发，言语和/或行为攻击；发生在几乎每天的大部分时间，脾气爆发之间的心境呈持续的发怒或易激惹；发作次数可达每周3次或3次以上；可以在家庭、学校或与同伴在一起这3种场景中存在，至少存在于上述2个场景，且至少在其中1个场景中表现严重。

10. 间歇性暴怒障碍 间歇性暴怒障碍（intermittent explosive disorder，IED）表现为无法控制的、反复（间歇）出现的攻击行为，可以为言语或躯体攻击。诊断要点主要包括以下内容：反复（间歇）出现的、无法控制的言语或躯体攻击；这种反复（间歇）出现的爆发行为不是有预谋、有目的的行为；上述行为可以由社会心理因素诱发，但与引起发作的社会心理因素的强度不成比例；平均每周出现2次，持续3个月，但躯体攻击没有导致财产的损害或破坏，也没有导致动物或他人躯体受伤，或12个月内有3次行为爆发，涉及财产的损害或破坏，和/或导致动物或他人躯体受伤；通常起病在6岁以后，并非重性抑郁障碍、双相障碍、DMDD、躯体疾病等所致。

二、共病的诊断

尽管ADHD共病多，但其诊断易于被忽视。因共病的诊断涉及对ADHD患者的全面干预，因此应予以充分重视。在进行ADHD共病的诊断时，应采集客观而详细的病史，进行充分的精神检查，注意区分症状的性质，并进行躯体及必要的辅助检查，综合上述结果，依据ICD-10诊断标准或DSM-5诊断标准做出诊断。

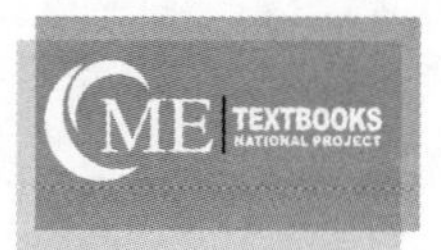

注意缺陷多动障碍的治疗

第 6 章

ADHD 是儿童最常见的神经发育障碍，也是学龄儿童患病率最高的慢性精神健康问题之一，更是一种影响终身的精神障碍。ADHD 的核心症状包括注意缺陷、多动和冲动。ADHD 会对儿童或成人社会功能产生明显的影响，如：导致学习和工作困难，缺少自尊，与家庭成员、同伴或同事关系紧张。ADHD 于儿童期发病，但青春期和成年后仍可表现出相应症状和影响。因此，早期诊断、早期系统和规范治疗至关重要。但是，目前我国 ADHD 治疗现状较为混乱，尚无规范化的临床治疗指南。而在国外，无论是美国还是欧洲都已经出版了标准化的治疗指南。因儿童和青少年处于躯体和心理发展变化快、个体差异突出的时期，多数药物缺乏在儿童中使用的资料和经验。虽然成人用药相对安全，但是由于多年来忽视成人 ADHD 的诊断和治疗，成人使用药物治疗 ADHD 仍然缺乏经验。因此，制定符合中国国情的 ADHD 临床治疗指南已势在必行。

本指南以循证医学为基础，综合了专家的临床经验，参考了美国、欧洲及苏格兰地区的治疗指南，并结合我国国情，为我国 ADHD 的治疗提供规范、系统、科学的建议。

一、治疗目标

《中国注意缺陷多动障碍防治指南》为诊断和治疗 ADHD 提供下列基本建议和明确的治疗目标。

（1）各相关学科的临床医师（儿童精神科、精神科、发育行为儿科、儿童神经科、儿科、儿童保健科及初级保健科）应该认识到 ADHD 是一种慢性神经和精神发育障碍性疾病，应首先制定一个长期的治疗计划。

（2）主管医师、家庭成员、患者、学校老师及单位同事等多方合作，应该针对每一个体，明确一个恰当的个体化的治疗目标以指导治疗。

（3）临床医师应该推荐恰当的药物和心理行为治疗来改善 ADHD 患者的症状和目标预后。

（4）若治疗方案没有达到治疗目标，临床医师应评价初始诊断是否正确，所用的治疗方法是否恰当，治疗方案的依从性如何，是否合并其他疾病等。

（5）临床医师应该对 ADHD 患者定期进行有计划的随访，从家庭成员、老师和患者等多方汇总信息，直接监控目标预后和不良反应。

二、治疗药物

（一）推荐药物

1. 主要推荐药物

（1）中枢兴奋剂：哌甲酯（methylphenidate），右哌甲酯（dexmethylphenidate）。

哌甲酯长效制剂：哌甲酯控释剂（专注达，concerta）

哌甲酯短效制剂：利他林（ritalin）。

（2）选择性去甲肾上腺素再摄取抑制剂：托莫西汀（择思达，atomoxetine）。

2. 其他推荐药物

（1）中枢去甲肾上腺素调节药物：可乐定（clonidine），胍法辛（guanfacine）*。

（2）抗抑郁药

1）三环类抗抑郁药（TCAs）：丙咪嗪（imipramine），去甲丙咪嗪（desipramine）*。

2）杂环类：安非他酮（wellbutrin），安非他酮缓释片（wellbutrin SR）。

3）选择性 5-羟色胺再摄取抑制剂（SSRIs）：舍曲林（sertraline），氟伏沙明（fluvoxamine），氟西汀（fluoxetine），艾司西酞普兰（escitalopram）。

4）五羟色胺和去甲肾上腺素再摄取抑制剂：文拉法辛（venlafaxine）。

注：*指中国目前尚未引进的药物。

3. 其他治疗药物　在我国有许多中医方剂可用于治疗 ADHD，但仍缺乏大样本、双盲、随机对照研究证明其疗效。

（二）药物治疗循证依据和应用指导

1. 兴奋剂治疗儿童 ADHD　中枢神经系统兴奋剂通常被简称为兴奋剂，是目前用于治疗 ADHD 的主要药物。主要有哌甲酯、右哌甲酯、匹莫林、苯丙胺。匹莫林因为有增加急性肝衰竭的风险，已不再推荐使用。右哌甲酯正在我国进行上市前研究，苯丙胺在我国尚未上市。

Bradley 早在 1937 年就已报道，通过利用右旋硫酸苯丙胺治疗行为障碍儿童，这通常被看作是儿童精神药理学规律研究的开始。自这些初步研究以后，发表了很多关于兴奋剂和 ADHD

的研究。

1999 年，一个权威机构——注意缺陷多动障碍儿童综合治疗研究组（MTA）合作发表了划时代的论文（MTA 合作小组，1999a，1999b）。他们对 579 例 7.0~9.9 岁诊断为 ADHD 的儿童进行了为期 14 个月的随机、多中心临床试验，再次证实了兴奋剂（尤其是利他林）的治疗功效。该研究比较了 4 种治疗方法：①药物治疗；②强化行为治疗；③药物治疗结合强化行为治疗；④常规的社区支持治疗。4 组儿童的症状都得以改善，但是药物治疗组和联合治疗组的改善较强化行为治疗组和常规的社区支持治疗组显著。联合治疗或单独药物治疗对 ADHD 的核心症状都有改善，然而联合治疗可能对非 ADHD 的症状（如对抗和攻击症状）有更好的效果。

70 多年的研究证明兴奋剂是治疗 ADHD 的安全、高效的药物，是儿童时期最常用的精神疾病处方药。在 1977 年，仅美国就有超过 50 万的儿童使用利他林进行治疗。到 1987 年，保守估计美国有 75 万青少年用药物治疗活动过度或粗心。美国马里兰州巴尔的摩城所有公立小学学生中，有 6%接受这种药物治疗，利他林占所开出的兴奋剂药物的 93%，其他兴奋剂占 6%。

多年来，利他林是治疗 ADHD 最常用的药物，所以尽管比硫酸右旋苯异丙胺出现晚，但仍被当作范例用于说明兴奋剂的用途。新型的哌甲酯（如专注达）已被推出，目前处于 ADHD 兴奋剂治疗的主导治疗地位。

兴奋剂类药物通过提高突触内多巴胺和去甲肾上腺的利用率而发生作用，其结果是强化注意的过程，增加对强化的敏感性以及行为抑制的控制。这类药不会产生似是而非的作用，即对有或无 ADHD 的人群表现出性质相似的效果。

双盲、安慰剂对照研究发现，在提高注意广度、减少活动过度和冲动方面，兴奋剂显著好于安慰剂。一些调查研究还显示，利他林有提高学业成绩和社会适应的作用。大约 75% 的

ADHD 儿童用兴奋剂治疗会显示良好的反应。

Wender 注意到对兴奋剂的耐药性是罕见的，一旦发生，在 1~2 年内会逐渐发展。如果产生了耐药性，建议试用另一种兴奋剂，因为兴奋剂中不存在完全交叉耐药性。有一种意见认为，兴奋剂的功效一般随着年龄的增加而降低。

近十年来，越来越多的研究和报道显示，长效、缓释或控释哌甲酯疗效更持久、更稳定，有替代传统速效哌甲酯的趋势。国外有多种长效、缓释或控释哌甲酯制剂，我国目前只引进一种哌甲酯控释剂——专注达。

专注达是应用美国 ALZA 公司 Push-Pull™技术合成的口服剂型，只需日服 1 次。在美国市场上，专注达有三种剂型，18、36、54 mg 27 mg 剂型正在研制中，我国市场上目前只有 2 种剂型：18 mg 和 36 mg 二种剂型。专注达采用口腔渗透（oral osmotic，OROS）系统的设计，当药物进入胃肠道，药物包衣中含有治疗的初始剂量，经过水的溶解后迅速释放；其余的药物包裹在药物的片心中，通过渗透压的改变，从激光孔释放出来，这种设计可以使哌甲酯以崭新、规范的形式发挥作用。这一研发满足了每天1 次服用并且维持有效剂量的需求，所以上市以后即吸引了广大学者对其疗效和安全性进行的各种各样的研究和探讨。

2001 年，Pelham 等率先对专注达进行了研究。研究分为专注达、利他林和安慰剂对照，共入组 68 例 ADHD 儿童，年龄 6~12岁。所有儿童在入组时都在服用利他林，每个儿童在试验期的剂量根据以前服用利他林的剂量来确定，具体剂量调整方法为：利他林 5 mg 每日 3 次对应专注达 18 mg 每日 3 次；利他林 10 mg 每日 3 次对应专注达 36 mg 每日 1 次；利他林 15 mg 每日 3 次对应专注达 54 mg 每日 1 次。试验期 7 天。结果发现：专注达和利他林的疗效显著优于安慰剂，专注达和利他林彼此也不相同。专注达的效果与每天 3 次服用的利他林效果相当，疗效至少能持续 12 小时。两种药物都能提高做数学作业的效率和准确性，改善多动等行为，使儿童更加遵守教室的规章制度（即使在课间休息时）。父母评定量表结果显示，专注达疗效显著优于每天 3 次服用的利他林，在药物选择上父母也更倾向于选择专注达，而不是利他林和安慰剂。本研究支持专注达的疗效贯穿白天和晚上，更容易成为父母的选择。

2001 年，一项多中心、双盲、随机对照临床试验共入选 282 例 ADHD 儿童，包括所有 ADHD 亚型，年龄 6~12 岁，试验期 28 天，评定工具为 IOWA Conners 问卷父母版和教师版。无论 1 周末还是 4 周末评定结果均显示：专注达和利他林对 ADHD 患儿核心症状的改善均显著优于安慰剂，专注达和利他林疗效相当。安慰剂组中断治疗率为 48%，而利他林组和专注达组中断治疗率分别为 14% 和 16%。专注达与利他林相比可以明显延长患儿治疗的连续性，使治疗的依从性提高。2004 年的一项研究也表明，与利他林相比，专注达更容易使患者坚持治疗，而且发生意外事件/伤害的风险较小，每年平均健康投资较少。该研究亦支持 ADHD 患者使用专注达治疗。

除了哌甲酯控释剂专注达外，目前用于临床的尚有两种哌甲酯缓释剂型：Metadate CD（MCD）和 Ritalin LA（RLA）。有研究对专注达与此两种缓释剂型进行了比较。一项 2005 年的前瞻性研究结果显示，专注达与 RLA 和速释剂型利他林的疗效相当，而且每天 1 次服药看起来更具优越性；专注达因为在下午放学后做家庭作业时仍有稳定的疗效而使家长更加满意。但有研究认为，不同的释放机制导致对注意力和行为症状的控制效果不同。一项多中心、随机、双盲、双模拟、三项交叉的研究对专注达和 MCD 进行了比较。入组的 ADHD 患者接受等生物效价的 MCD 或专注达治疗：最高剂量是 MCD 60 mg，专注达 54 mg；中等剂量是 MCD 40 mg，专注达 36 mg；低剂量是 MCD 20 mg，专注达 18 mg。每种治疗持续 1 周。结果显示，MCD 胶囊型在上午（服药后1.5~6.0小时）对症状的控制较好，而专注达在傍晚（服药后7.5~12.0小时）对症状的控制较好。从而说明如果要达到相同的症状控制，在上午MCD胶囊型所需要的剂量水平要低于专注达（前者对应剂量水平为20 mg或40 mg，后者对应剂量水平为36 mg或54 mg），而在傍晚则相反。

2005年的一项研究观察了从利他林转换为专注达的疗效。共入组105例ADHD患者，年龄6~16岁，入组时服用固定剂量的利他林（10~60 mg/d）维持治疗。被转换成专注达18 mg/d、36 mg/d或54 mg/d治疗，试验期21天，101例患者完成了试验。第21天时，Conners教师问卷评分无明显变化，Conners父母问卷评分（5.2分）与基线相比减少了2.7分，约75%的父母和研究者对治疗的评价是好或非常好，而且Conners父母问卷评分的变化表明专注达在孩子放学后仍然能较好地控制症状。此后1年的随访结果发现：63%的患者完成了1年随访，父母/照看者总体满意度的评价为49%~69%，49%~71%的研究者认为治疗是适当的；专注达对于年龄较大（10~16岁）、用药剂量较高（36 mg或54 mg），尤其是对于注意缺陷型的ADHD患者效果和满意度较好；专注达的总体耐受性较好。本研究得出结论：对于儿童、青少年ADHD患者由利他林转换为专注达是安全、有效的，不会导致症状波动，依从性较好。

我国在2004年进行了专注达上市前的研究。结果显示：与安慰剂相比，专注达具有明显的疗效，能够有效改善ADHD儿童的注意障碍，减少过度活动和冲动。郑毅等进行了专注达治疗ADHD的前瞻性、多中心、开放性、自然观察研究，共1 447例6~16岁ADHD儿童完成了6周治疗，结果显示，专注达起效快，2周末评分即显著低于基线（$P<0.001$）；药物不良反应发生率为35.3%，多为轻微反应，没有严重的不良反应发生。

到目前为止，观察期最长的研究为24个月。该研究入组407例患者，229例完成了试验。专注达在整个观察期内平均剂量较基线时增加 26%，而且剂量的增加多发生在第 1 年中。专注达长期疗效稳定而持久。

有一项研究分为两个阶段：21 天的治疗观察期和 1 年的随访期，并分别系统报告了专注达的安全性。21 天的治疗观察期末，专注达耐受性良好，52.4%的患者（55 例）报告了 112 件不良事件，其中绝大部分为轻度或中度，仅 6.7%（7 例）为重度，其中与治疗有关的重度不良事件主要包括：睡眠延迟、头痛、攻击、体质量增加。这 7 例患者因为这些不良反应而未进入第 2 阶段的随访研究。其中 40%的不良事件可能、很可能或肯定与治疗有关。常见的与治疗有关的不良事件为头痛、腹痛和抽动。而且研究还发现，服用 36 mg/d 时不良事件的发生率比服用 18 mg/d 或 54 mg/d 时略高。没有明显的睡眠质量问题，在基线时睡眠质量被评定为好或极好者占 56.2%，而在治疗 21 天时为 57.8%；在较高剂量组（36 mg/d 和 54 mg/d）也没有明显的睡眠质量问题。在第 7 天和第 21 天时食欲减退者分别为 10.6%和 9.8%，食欲增加者分别为 22.1%和 14.7%。有 15 例既往有抽动史，在每次访视点报告有抽动的不超过 9 例。发声抽动在基线时为 1 例，在 21 天时为 3 例，均不严重。在 21 天的治疗结束后进行了为期 12 个月的随访研究，结果发现专注达的耐受性良好。72.4%的患者报告了不良事件，其中 85.9%为轻度或中度，可能、很可能或肯定与治疗有关的不良事件所占比例不足 40%。常见的不良事件为头痛、抽动、腹痛、冲动行为和失眠。专注达 18 mg/d 组和 36 mg/d 组不良事件发生率高于 54 mg/d 组。有 4 例严重的不良事件可能与治疗有关：2 例发生在 18 mg/d 组，其中 1 例为抑郁自杀观念（减量），1 例为妄想（由于较严重治疗中止）；2 例发生在 36 mg/d 组，其中 1 例为自杀企图（中度，治疗中止），1 例为攻击（由于较严重治疗中止）。均无明显的睡眠问题，18 mg/d 组和 36 mg/d 组的睡眠质量整体优于 54 mg/d 组。对食欲没有明显的不良影响。在研究期间发生抽动者不超过 8 例，且绝大部分为轻度。在基线时有 1 例有发声抽动，3 例在研究的前 4 个月有发声抽动，之后没有进一步的相关报道。

一项为期 1 年的专注达对 ADHD 患者血压和心率的影响研究发现，在 12 个月末观察期结束时，与基线时相比血压和心率的变化没有明显临床意义，尽管差异有统计学上的意义，其中收缩压和舒张压的变化值分别为 3.3、1.5 mmHg，与基线时相比 $P<0.001$；心率的变化为 3.9 次/分，与基线时相比 $P<0.0001$。血压和心率的变化与服用剂量无明显相关性。

总体而言，专注达治疗 ADHD 疗效肯定，耐受性良好。该药对生长发育无明显影响，对生命体征和实验室检查结果无有临床意义的影响。常见的与治疗相关的不良事件为：头痛、失眠、食欲减退、腹痛和抽动；其中最容易导致早期治疗中断的不良事件为：抽动和食欲减退。偶有导致抑郁、自杀观念和妄想的报道。

应用指导：

盐酸哌甲酯在儿童青少年精神障碍治疗中的适应证

中国食品药物监督管理总局（CFDA）及美国食品药物管理局（FDA）批准盐酸哌甲酯用于治疗 ADHD 和发作性睡病。

盐酸哌甲酯（利他林）剂量范围表

- 6 岁以下的儿童：禁用。
- 6~17 岁的儿童和青少年：从每次 5 mg，每日 1~2 次开始（通常上午 7 点左右和中午、饭前服），每周逐渐增加 5~10 mg。每日最大推荐剂量是 60 mg。常用最适量在 0.3~0.7 $mg \cdot kg^{-1} \cdot d^{-1}$，每日分 2~3 次给药。最后 1 次给药不要晚于入睡前 4 小时。
- 18 岁以上的青少年和成人：从每次 5 mg，每日 2~3 次开始，通常在饭前服，根据临床反应调整剂量。平均 20~30 mg/d，范围 10~60 mg/d。

现有盐酸哌甲酯药物制剂类型

- 利他林片剂（ritalin、methyllin）：5 mg、10 mg、20 mg。
- 利他林-缓释剂（利他林持续释放药片）：20 mg，持续释放药片的作用大约持续 8 小时。在同一时间段可以替代相同总剂量的利他林的标准制剂。必须整片吞服，不能压碎或咀嚼。
- 利他林缓慢释放药片（metadate 缓释剂，methyllin 缓释剂）：10 mg、20 mg。
- 盐酸哌甲酯控释片（concerta，专注达）：18 mg、36 mg。Swanson 等研究显示专注达可以从 18 mg/d，清晨服用 1 次开始。对儿童可直接每周 1 次调整剂量，最大推荐量 54 mg/d。也就是说，一般不用预先使用利他林标准制剂，或在标准制剂基础上调整剂量。控释剂型必须整片吞服，不可咀嚼、掰开或压碎服用。

2. 中枢去甲肾上腺素调节药物治疗儿童 ADHD

（1）选择性去甲肾上腺素再摄取抑制剂——托莫西汀：托莫西汀（atomoxetine）-择思达®是第 1 个被美国 FDA 批准用于治疗儿童及成人 ADHD 的非神经兴奋剂，2002 年在美国上市。2007 年在我国获得 CFDA 正式批准上市，我国目前已经上市的规格为 10、25、40 mg。

托莫西汀治疗 ADHD 的确切作用机制可能与其对突触前膜去甲肾上腺素转运体的强效抑制作用有关。托莫西汀对去甲肾上腺素能受体或其他神经递质转运体或受体的亲和力很小。目前 FDA 关于治疗 ADHD 的药物安全性研究中，择思达®暴露人数和人年数与其他药物相比均为最多。

在调整体质量后，儿童、青少年及成人的托莫西汀药代动力学相似。在口服用药之后，托莫西汀迅速且几乎完全吸收，其吸收很少受到食物的影响。托莫西汀主要在肝脏通过 CYP2D6 途径代谢。快代谢者以正常速度通过 CYP2D6 途径使托莫西汀代谢，而慢代谢者以较慢的速度通过其他几种 CYP 酶使托莫西汀代谢。快代谢者托莫西汀的血浆半衰期（$t_{1/2}$）为5.2小时左右，慢代谢者为21.6小时左右。对于已知 CYP2D6 慢代谢基因型的患者，可以考虑较低的起始剂量及较慢的剂量上调。一剂托莫西汀药量有80%以上从尿液排出，不到17%从粪便排出，少于3%以托莫西汀原型排出。

然而，托莫西汀的药效学与其 $t_{1/2}$ 不一致。托莫西汀治疗对 ADHD 症状的药理作用的持续时间似乎比根据其药代动力学特性预测的时间要长。在一项针对健康成人志愿者的研究中，服用治疗剂量的托莫西汀，在稳态情况下发现脑脊液和尿液中去甲肾上腺素转运体转运抑制的生物标志物（DHPG）下降了30%，每天1次给药，药效持续24小时，超出了托莫西汀的半衰期，因此，可以进行24小时的持续症状控制。在有关 ADHD 儿童和青少年患者的研究中，当每日剂量分别在早上给药1次，以及在早上和晚上分开给药时，托莫西汀均显示疗效。目前尚不清楚为何在药物从血浆清除之后，仍可见持续的作用。所提议的两种理论为脑部的药代动力学与血浆不同，或对去甲肾上腺素转运体的作用在药物被清除之后持续存在。

1）儿童和青少年中的疗效：托莫西汀治疗6岁及以上的儿童和青少年 ADHD 的疗效已在6项双盲、安慰剂对照研究中确立。与安慰剂相比，托莫西汀改善了 ADHD 症状，这是通过 ADHD 评定量表（ADHD rating scale，ADHD-RS）总分相对于安慰剂显著减少得出的；使用次要测量指标时也观察到症状改善。这些结果证实了托莫西汀用于家庭和学校环境中 ADHD 儿童和青少年时，可有效改善症状，而且托莫西汀对注意缺陷和多动/冲动症状均有疗效。

研究证实，托莫西汀最佳治疗剂量为1.2 mg·kg^{-1}·d^{-1}左右。剂量为1.8 mg·kg^{-1}·d^{-1}时，核心症状无进一步改善，但生活质量（社会、心理）有进一步提高。一般而言，在首次用药 1~2 周时观察到症状减轻，但通常在 4~5 周时显示出最大效果。

每天 1 次早上用药，或在早上和傍晚分开用药，托莫西汀均有效。对于许多患者而言，每天 1 次用药很可能是首选的给药方式。有数据表明，早上单剂量用药的治疗效果在 $t_{1/2}$ 之后得到了良好维持，药物特定效果在晚上和第 2 天早上持续存在。

在儿童和青少年中进行的剂量反应研究中，运用儿童健康调查问卷-父母完成简表 50 项（child health questionnaire-parent-completed short form，50 items，CHQ-PF50）对患儿进行了更广泛的社会和家庭功能评估。CHQ-PF50 是由父母评定的、评估儿童身体和社会心理健康状况的量表。CHQ-PF50 的评定结果显示，ADHD-RS 反映的托莫西汀疗效与急性治疗期更佳的家庭关爱和社会功能改善相关，说明托莫西汀可以通过有效改善 ADHD 患儿的症状改善患儿的社会功能。

托莫西汀用于儿童、青少年（6~15 岁）ADHD 维持治疗的疗效也已在一项在 400 多例患者中进行的、为期 1 年的安慰剂对照研究中得到证实。此项研究主要在欧洲进行。在经过约 3 个月的开放性研究后，患者继续进行为期 9 个月的双盲、安慰剂、对照研究以探讨托莫西汀维持治疗的疗效。之后，托莫西汀治疗共 1 年的患儿，又被随机分配到托莫西汀治疗组（$n=81$）和安慰剂组（$n=82$），并继续观察 6 个月。在这 6 个月期间，如临床整体印象量表中的严重程度量表（clinical global impressions of severity，CGI-S）评分较开放性研究结束时增加 ≥2，且 ADHD-RS 总分恢复至参与研究时评分的 90%或以上，定义为复发。研究结果表明，持续接受托莫西汀治疗的患者，其复发时间显著长于接受安慰剂治疗的患者（$P=0.008$），表明托莫西汀在 ADHD 维持治疗中具有良好的疗效。

另一项关于托莫西汀治疗儿童 ADHD 长期疗效的荟萃分析也得到了同样的结论。该荟萃分析纳入了 7 项双盲安慰剂对照研究和6项开放性研究，结果显示，托莫西汀治疗2年的有效性和耐受性均较好。另一项荟萃分析也显示了同样的结果，使用托莫西汀治疗2年，疗效仍能维持，并且没有发现新的或者意料之外的安全性问题。

2）安全性：临床研究中，5 382例ADHD儿童和青少年接受了托莫西汀治疗。其中，1 625例儿童和青少年接受治疗1年以上，2 529例儿童和青少年接受治疗6个月以上。相比较安慰剂治疗患者，托莫西汀治疗患者最常报告的急性治疗期不良事件（发生率在5%或以上，且至少为安慰剂组发生率的2倍）包括：恶心、呕吐、疲劳、食欲减退、腹痛和嗜睡。在儿童和青少年急性期安慰剂对照研究中，3.0%的托莫西汀治疗受试者和1.4%的安慰剂治疗受试者由于不良反应停止治疗。当托莫西汀每天用药1次时，似乎出现稍高发生率的药理学上预期会发生的急性治疗期不良事件，最明显的是胃肠道急性治疗期不良事件。然而，这些差异的临床意义似乎有限，因为在其中任何临床试验中，该急性治疗期不良事件均不是研究终止的原因。数据表明，胃肠道不良事件是暂时的，且因时递减。进食状态下服用托莫西汀可以降低出现恶心的可能性。

3）体质量和身高变化：在儿童急性期临床试验中，托莫西汀治疗与大约0.5 kg的体质量减轻有关，但这种现象仅出现在治疗早期。儿童人群中的较长期观察数据表明，随着治疗时间的延长，体质量减轻消退；在服用托莫西汀36个月时，患儿体质量增至预期体质量水平。

还有研究显示，在5年的延长治疗期中，接受托莫西汀治疗的儿童患者的体质量平均增加29.8 kg（$P<0.001$）。这些患者的体质量比预期值平均高1.1 kg。平均而言，这些患者的体质量基线开始时值高于美国人群基准值，终点时仍高于美国人群基准值。

在急性期临床试验中，接受托莫西汀治疗的患者身高平均增长 0.9 cm，提示治疗早期生长速度出现小幅减慢。然而，接受治疗到 5 年时，生长速度恢复至正常轨迹。但基线时身高最高的患者出现持续减慢，而基线时身高低于中位数的患者出现高于预期值的明显身高增长。接受托莫西汀治疗至少 5 年的患者身高平均增长 30.1 cm（$P<0.001$），这些患者的身高平均值较预期值高 0.3 cm。这些 5 年数据表明，在服用托莫西汀的患者中，初始治疗阶段托莫西汀对生长发育有较小的影响。但长期服用至 5 年，托莫西汀对大多数青少年患者的身高和体质量无明显影响。

4）滥用的可能性：托莫西汀作为非中枢兴奋剂不是管制药物。一项研究探讨了托莫西汀和哌甲酯相比安慰剂所产生的生理和主观效应，以评估滥用倾向。结果显示托莫西汀并未产生令人愉快的主观药效，表明此药不太可能被滥用。

5）特殊人群中的应用：对于肝功能不全或患有晚期肾病的 ADHD 患者，建议谨慎增加托莫西汀直至产生期望的临床反应。在肝功能不全的患者中，托莫西汀清除率可能降低。在晚期肾病患者中，托莫西汀可能使高血压恶化（临床研究存档数据）。

托莫西汀主要通过 CYP2D6 途径代谢。在 CYP2D6 快代谢患者中，CYP2D6 选择性抑制剂（如帕罗西汀、氟西汀、奎尼丁）可以使托莫西汀稳态血浆浓度升高至 CYP2D6 慢代谢患者的水平。在服用托莫西汀的同时，如果服用其他 CYP2D6 抑制药物，或已知为 CYP2D6 慢代谢者，可能需要调整剂量或以较慢速度增加托莫西汀剂量。

6）ADHD 用药剂量：体质量不足 70 kg 的儿童和青少年，托莫西汀用药应以每日总剂量约 0.5 mg/kg 开始，在至少 3 天之后增加剂量，逐步至每日总目标剂量，约为 1.2 mg/kg，可以每日单剂量早上给药，或以等分剂量在早上和傍晚给药。2~4 周之后，在尚未达到最佳反应的患者中，每日总剂量可以增至最大 1.4 mg/kg 或 100 mg/d（选择其中较小的剂量）。体质量超过

70 kg的儿童和青少年，托莫西汀用药应以每日总剂量 40 mg 开始，在至少 3 天之后增加剂量，逐步至每日总目标剂量，约为 80 mg，可以每日单剂量早上给药，或以等分剂量在早上和傍晚给药；2~4 周之后，在尚未达到最佳反应的患者中，剂量可以增至最大每日 100 mg。

托莫西汀可以在进食或空腹状态下服用。进食状态下服用托莫西汀可以降低恶心以及潜在的其他急性治疗期不良事件的可能性。可在没有逐渐减量的情况下停用托莫西汀。

应用指导：

【药品名称】 盐酸托莫西汀

商品名： 择思达（atomoxetine）

适应证： 该药可用于治疗成人及 7 岁以上儿童的 ADHD。

剂量和用药： 该药为胶囊剂，有 5 种规格：10、18、25、40、60 mg。

对于体质量不足 70 kg 的儿童及青少年患者，每日初始总量约为 0.5 mg/kg，服用至少 3 天后增加剂量，逐步至目标剂量，约为每日总量 1.2 mg/kg，可每日早晨单次服用或早晨和傍晚平均分为 2 次服用，每日最大剂量不可超过 1.4 mg/kg 或 100 mg，应选择其中一个较小的剂量。

对于体质量超过 70 kg 的儿童、青少年及成人患者，每日初始总量可为 40 mg，服用至少 3 天后增加剂量，逐步至目标剂量，约为每日总量 80 mg，可每日早晨单次服用或早晨和傍晚平均分为 2 次服用。再继续服用 2~4 周，如仍未达到最佳疗效，每日总剂量最大可增加到 100 mg。每日最大剂量不可超过 100 mg。该药停药时不必逐渐减量。

不良反应： 在临床试验中，导致患者中途退出的最常见原因包括：患者出现攻击性、易激惹性、嗜睡和呕吐。最常见的不良反应包括消化不良、恶心、呕吐、疲劳、食欲减退、眩晕和心境不稳。除儿童和青少年患者表现出的不良反应之外，成人患者还可出现口干、勃起功能障碍、阳痿、异常性高潮等。

禁忌证： 闭角型青光眼患者禁用该药。另外，该药不可与单胺氧化酶抑制剂（MAOI）合用。若必须给予 MAOI，则应在停用该药至少 2 周后才可使用。对该药或该药其他组成成分过敏者禁用。

（2）α_2-肾上腺素能受体激动剂——可乐定：可乐定是作用于中枢的抗高血压药，在精神障碍的治疗中使用日益广泛。FDA 已批准盐酸可乐定缓释片（0.1、0.2 mg）可单独或与兴奋剂联合使用，治疗 6~17 岁的 ADHD 患者。

可乐定是 α_2-肾上腺素能受体激动剂，优先作用于脑突触前 α_2 肾上腺素能受体，抑制去甲肾上腺素的内源性清除。

Hunt 等对平均年龄（11.6±0.54）岁的 12 例 ADHD 患儿进行了一项双盲、安慰剂对照的交叉试验，有 10 例患儿完成了试验。有 7 例被试以前接受过兴奋剂治疗，其中 4 例由于显著的不良反应而中止治疗。可乐定从 0.05 mg/d 起步，每日加量直至 4~5 $\mu g \cdot kg^{-1} \cdot d^{-1}$。父母、教师及临床医师均观察到了显著的疗效，疗效最好的是那些以前多动、不服管教、冲动并影响社交能力的患儿。而在换用安慰剂治疗期间，父母、教师及临床医师均看到了明显的退步，一般在中止药物治疗后 2~4 天内症状出现恶化。

Hunt 等曾报道用可乐定治疗 ADHD 患者时，用固定剂量持续 5 年时间，整体临床疗效没有出现衰减。然而，约有 20%的患者几个月后就要增加剂量，也许与该药对肝药酶的自我诱导有关。

在关于对儿童及青少年精神障碍患者使用可乐定治疗的一篇综述中，Hunt 及其同事比较了使用可乐定与利他林治疗 ADHD 的疗效差异。作者认为这些治疗对 ADHD 患儿都非常有效。兴奋剂（利他林）可使注意力更集中，并降低注意分散的程度，而可乐定则使过高的警觉度降低，提高对挫折的耐受性，并提高任务的指向性。

2011 年，有报道对 6~17 岁 ADHD 患者进行随机、双盲、安慰剂对照研究，230 例患者被随机分为安慰剂组、可乐定缓释片 0.2 mg/d 组和可乐定缓释片 0.4 mg/d 组。治疗 5 周末，ADHD-RS-Ⅳ评分显示，可乐定缓释片 0.2 mg/d 组和 0.4 mg/d 组疗效均显著优于安慰剂组，而且患者的注意缺陷、多动/冲动均得到改善。发生率大于 10%，且 2 倍于安慰剂组的不良事件为嗜睡和疲劳。同年，有研究对 6~17 岁稳定使用中枢兴奋剂但疗效不足的 ADHD 患者进行可乐定缓释片+中枢兴奋剂的安慰剂对照研究，198 例患儿被随机分到中枢兴奋剂+可乐定缓释片（0.1~0.4 mg/d）组或中枢兴奋剂+安慰剂组。在治疗过程中，可根据症状情况改变中枢兴奋剂剂量，但不能改变其种类。研究结果显示，在治疗 5 周末，中枢兴奋剂+可乐定缓释片组的 ADHD-RS-Ⅳ总分明显低于中枢兴奋剂+安慰剂组。因此，FDA 批准盐酸可乐定缓释片（0.1、0.2 mg）可单独或与中枢兴奋剂联合使用治疗 6~17 岁的 ADHD 患者。

盐酸可乐定禁忌证：已知对盐酸可乐定过敏者禁用可乐定；严重的心血管疾病是相对禁忌证，如果可乐定用于有这些情况的患者，需要仔细、经常监测；有抑郁症、抑郁症史或情绪异常家族史的儿童和青少年不应该服用可乐定。

1995 年 7 月 13 日，美国媒体报道有 3 例合用哌甲酯和可乐定的儿童死亡，这引起联合用药儿童的父母和临床医师的警惕，但 FDA 没有公布相关资料或告知临床医师。

应用指导： Hunt 等建议可乐定开始时在就寝前服用，以利用他的镇静作用促进睡眠。镇静作用在开始服药的 2~4 周最明显，而后常常产生耐药性。由于可乐定的血清半衰期很短，通常需要白天服用 3~4 次，就寝前服用 1 次。Hunt 等报道当可乐定服用次数较少时，一些儿童出现疗效降低或撤药反应。使用透过皮肤起作用的剂型可以消除这些影响。

盐酸可乐定在儿童青少年精神障碍治疗中的适应证

FDA 批准盐酸可乐定缓释片（0.1、0.2 mg）可单独或与兴奋剂联合使用，治疗 6~17 岁的 ADHD 患者。

中止可乐定治疗/撤药注意事项

应缓慢地撤除，以免出现高敏反应和其他撤药反应，如：紧张不安、焦虑及头痛（胀痛）。

可乐定现有剂型

· 片剂（每片）：0.075、0.1、0.2、0.3 mg。

· 可乐定透皮贴片：1.0、1.5、2.0 mg/片。作用可持续 1 周。

3. SSRIs 治疗儿童 ADHD SSRIs 因为以下原因受到儿童和青少年精神科医师的极大关注。

（1）只有 1 项青春期前儿童的双盲、安慰剂对照研究证明三环类抗抑郁药（TCAs）治疗重性抑郁障碍的疗效比安慰剂更好，而在青少年中还没有这样结果的研究。然而在前者的研究中使用了实验室监测手段来调整药量，从而保障丙咪嗪的血药浓度在治疗范围以内。

（2）根据几项报道，至少有 8 例儿童和青少年服用三环类药物治疗发生猝死，因此引发对于年轻患者心脏毒性的特别关注。SSRIs 明显更安全，包括过量致死的减少。

（3）尽管 SSRIs 有明显的不良反应，但与三环类和 MAOI 抗抑郁剂相比却更容易被耐受。

（4）SSRIs 可以每日 1 次给药。

（5）SSRIs 具有治疗儿童期抑郁以外的许多其他精神障碍的潜力，包括：伴或不伴有 Tourette 综合征的强迫障碍、ADHD、选择性缄默症和进食障碍等。

有关该类药物在儿童和低龄青少年中应用的公开资料较少。

然而，随着 SSRIs 在这个年龄组患者中临床经验的逐渐增加，SSRIs 已经成为用于治疗儿童和青少年重性抑郁障碍及强迫障碍的治疗药物。但用于治疗 ADHD 的报道很少，需慎用。

Barrickman 等对氟西汀治疗儿童和青少年 ADHD 的疗效进行了研究和报道。他们使用氟西汀开放性治疗 19 例 7～15 岁的儿童和青少年 ADHD 患者，持续 6 周。14 例患者共患品行障碍（$n=6$）或对立违抗障碍（$n=8$）。绝大多数患者先前曾使用精神药物治疗，或者疗效不满意，或者服用兴奋剂或抗抑郁剂时有不良反应（如服用兴奋剂时出现抽动，服用抗抑郁剂时出现镇静）。氟西汀的初始日量为 20 mg，早晨服用。随后的剂量个别调整，最终日量为 20～60 mg，平均 27 mg（0.6 mg/kg）：9 例 20 mg，8 例 40 mg，2 例 60 mg。绝大多数患者在达到治疗剂量 1 周后起效。使用大量标准化工具进行评估，11 例患者（58%）在 6 周后被评估为中等进步或进步很大，8 例有极小的进步。不良反应极小，且都自然缓解。只有 1 例轻微镇静，随着剂量的减少而缓解；1 例出现神经质，未见有失眠或自杀观念等；特别是未见有食欲下降或体质量的显著变化。

目前，舍曲林（可用于≥6 岁的儿童强迫症）、氟伏沙明（可用于≥8 岁的儿童强迫症）、氟西汀（可用于≥7 岁的儿童强迫症和≥8 岁的重性抑郁障碍）、艾司西酞普兰（可用于≥12 岁的重性抑郁障碍）有在儿童中使用的适应证（FDA）。

4. TCAs 治疗儿童 ADHD　尽管 TCAs 没有获准用于治疗 ADHD，但对于兴奋剂及托莫西汀治疗无效的 ADHD 患者，仍不失为一种二线药物可供选择。有些临床医师对于共病抑郁或焦虑障碍的 ADHD 患者首选此类药物予以治疗。尽管盐酸去甲替林、盐酸阿米替林以及抗强迫药盐酸氯丙咪嗪也都有效，研究最多而且最常使用的还是盐酸丙咪嗪和盐酸去甲丙咪嗪。然而心脏毒性是主要的不良反应。有关 TCAs 长期治疗 ADHD 的安全性和有效性的研究寥寥无几。

TCAs 治疗 ADHD 的作用机制与治疗抑郁症的机制有所不同。通常需要的最佳剂量较低，临床起效迅速。然而，要证实去甲丙咪嗪治疗比安慰剂有显著临床疗效，研究需要持续 3~4 周。

多数公开的研究结果有力地表明 TCAs 治疗 ADHD 有效。实际上，在 20 世纪 70 年代早期，就有学者认为丙咪嗪可以被选择用于治疗 ADHD。在比较抗抑郁剂与兴奋剂和/或安慰剂的双盲研究中，绝大多数结果证明，抗抑郁剂和兴奋剂都比安慰剂效果好，但兴奋剂的疗效较三环类药物更佳或相同。总的来看，兴奋剂更好。

应用指导：

盐酸丙咪嗪在儿童青少年精神障碍治疗中的适应证

丙咪嗪被许可用于治疗青少年的抑郁症状和≥6 岁的儿童青少年的遗尿症。说明书推荐儿童用药日量≤2. 5 mg/kg。

丙咪嗪的剂量范围

≤11 岁儿童：

治疗抑郁：不推荐。

治疗遗尿症：<6 岁儿童，不推荐；6~11 岁儿童，初始日量为 25 mg，入睡前 1 小时服用，如果 1 周内无效，增至50 mg/d。

治疗 ADHD：没有正式关于年龄或剂量的推荐。根据文献和试验协议，对于≥6 岁的儿童推荐如下：需要对丙咪嗪进行血药浓度监测，从低剂量开始用药，25 mg/d 或 0. 5 $mg \cdot kg^{-1} \cdot d^{-1}$，缓慢、逐渐加量，每周加量 1 次或 2 次，每次 25 mg/d。

≥12 岁青少年：

治疗抑郁：建议从 25 mg/d 开始，逐渐递增药量，总的来说不需要超过 100 mg/d（药物说明书）。

治疗遗尿症：从睡前 1 小时服用 25 mg 开始，服用 1 周无效，可加到 50 mg/d，最高 75 mg/d，睡前 1 次顿服。

治疗 ADHD：没有正式关于年龄或剂量的推荐。根据文献和试验协议，推荐如下：从低剂量开始用药，25 mg/d 或 0.5 mg · kg^{-1} · d^{-1}，缓慢逐渐加量，每周加量 1 次或 2 次，每次 25 mg/d。需要对丙咪嗪进行血药浓度监测。

盐酸丙咪嗪的现有剂型

· 片剂（盐酸丙咪嗪）：10、25、50 mg。

· 胶囊（双羟萘酸丙咪嗪）：75、100、125、150 mg。这些胶囊设计用来每日 1 次给药，因其单位药效高，而儿童对于丙咪嗪心脏毒性作用的敏感度较高，故不推荐儿童和低龄青少年使用。

5. ADHD 药物治疗建议　本指南对于诊断为 ADHD 的儿童的治疗有以下建议。

（1）建议 1：各相关学科的临床医师（儿童精神科、精神科、发育行为儿科、儿童神经科、儿科、儿童保健科及初级保健科）应该认识到 ADHD 是一个慢性疾病，并制定一个相应的治疗计划。

考虑到 ADHD 在学龄儿童中的高患病率（4%~12%），还会影响到成人（患病率约 4%），基层保健医师在其诊所中会经常遇到 ADHD 患者，因此应该掌握该病的诊断和长期治疗方法。ADHD 患者的基础医疗护理原则与患任何慢性疾病时的主要医疗护理原则相同，例如：

· 提供该病的信息；

· 定期更新知识和指导家庭；

· 讨论疾病的家庭反应；

· 逐渐向患者进行关于 ADHD 的恰当教育，并在患者成长过程中不断更新；

· 有效性地回答家庭问题；

· 确保保健和其他服务协调和互补；

· 帮助患者家庭确定疾病治疗目标以及治疗对患者每天活动的影响；

· 帮助患者家庭与其他有类似慢性疾病患者的家庭建立联系。

和其他慢性疾病一样，ADHD 的治疗需要形成一套专门针对患者的治疗方案，该方案描述了治疗方法、治疗目标和监测的手段，包括随访的方案（参见建议 5）。

基层保健医师应该使家长和患者知道，ADHD 能影响学习、行为、自尊、社交技能、工作和家庭功能。患者教育的初期阶段对于明确诊断、为家长和患者提供疾病知识非常关键。通过教育，可以使家长、临床医师、老师、患者一起工作，从而形成一个有效的治疗方案。当直接关注影响人类健康和保健的文化价值观念时，临床医师、家长、老师、患者间的治疗联盟可被加强。ADHD 患者的长期护理需要临床医师、家长、老师和患者间合作关系的向前发展。其他相关人员，如：护士、心理学家以及咨询者也能够帮助推进治疗计划的实施和进展，并对其进行监测。

护理 ADHD 患者的专门措施包括提供 ADHD 发病原因、治疗方法、长期预后和对日常生活与家庭行为影响的最新信息。在讨论治疗的选择和不良反应前，必须让患者的家庭成员对这些问题有全面的了解。与基层保健医师诊治的多数其他慢性疾病不同的是，教育体系在 ADHD 患者的治疗和监控中发挥了重要作用。

临床医师应该知道可提供服务的社区资源及怎样进行安排。基层保健工作者可直接提供此信息或与其他工作者合作，尤其是与专科医师和心理健康工作者合作，以确保家庭获取所需信息的途径。

（2）建议 2：主管医师、家长、患者及学校老师合作，明确一个恰当的治疗目标以指导治疗。

ADHD 的主要症状（即注意缺陷、多动、冲动）可能导致多方面的、与患者在家庭、学校、工作单位或社会表现相关的功能障碍。治疗的首要目标应该是功能最佳化。理想的结果包括：

· 改善与家长、兄弟姐妹、老师、同事和同伴间的关系；

· 减少破坏性行为；

· 提高学习或工作成绩，尤其是工作量、效率、完成的准确性；

· 增加自我照顾、家庭作业或工作的独立性；

· 改善自尊；

· 提高生活安全性，如过街或骑自行车等。

治疗目标应该与患者表现出的主要症状和这些症状引起的特异损害相符合。

确定治疗目标的过程需要家庭成员、患者、同事或老师，适当时还包括其他相关人员的共同参与。构建治疗方案的先决条件是他们应该就至少 3~6 个关键目标和期望的改变达成一致。当然，治疗目标应该是现实的、可达到的以及可评价的。治疗和监测改变的方法随治疗目标而改变。

（3）建议 3：临床医师应该推荐恰当的药物和/或行为治疗来改善 ADHD 患者的目标预后，应该逐渐完善一套针对目标预后的综合管理方案。

1）兴奋剂治疗：目前可用的兴奋剂药物包括短效、中效和长效哌甲酯和右哌甲酯，短效、中效和长效右苯丙胺。后面的 2 种制剂是混合苯丙胺盐（75%右苯丙胺和 25%左苯丙胺）。匹莫林（一种长效兴奋剂）现在已很少使用，因为该药偶尔会引起致命的肝毒性作用。基层保健医师不应将匹莫林作为常规用药，本指南也没有将其列入 ADHD 的一线或二线用药。

确定兴奋剂剂量和用药程序表的详细说明超出了指南的范畴。然而，一些基本原则可对临床选择进行指导。

和其他大多数药物不同，兴奋剂的剂量通常与体质量没有太大相关性，同时兴奋剂的剂量-效应关系存在明显的个体差异。因此，临床医师应该从低剂量开始使用，之后逐渐调整剂量。患者服用的第 1 个剂量可能不是改善功能的最适剂量，临床医师应该继续使用更高剂量以获得更好的反应。在高剂量产生不良反应或没有进一步改善时，此时的策略可能要求降低剂量。对于某一患者，药物的最适剂量是产生最佳效应且不良反应最小的剂量。给药方案可根据目标预后情况进行改变，尽管目前还没有一致的比较不同给药方案的对照研究。例如：如果只需要在学校或单位时缓解症状，则每周 5 天的给药方案就足够了；相反，如果需要缓解在家、学校及单位的症状，则应采用 7 天给药方案。

对于使用兴奋剂的患者，如果 1 种兴奋剂在最大剂量时仍不起作用，临床医师应换用其他兴奋剂。如果系统用药，至少80%以上的患者会对 1 种兴奋剂有反应。对于缺乏阳性反应或出现难以耐受的不良反应的患者，应换用另一种推荐的兴奋剂。研究和临床实践证实，对 1 种药物反应欠佳的患者绝大多数在换用另一种兴奋剂后都会出现阳性反应。

2）非兴奋剂托莫西汀治疗：目前托莫西汀治疗也已成为首选药之一，特别是对共患抽动障碍的 ADHD 患者，常常作为首选治疗药物。

（4）建议 4：若为 ADHD 患者选择的治疗方案没有达到治疗目标，临床医师应评价初始诊断是否正确、所用的治疗方法是否都恰当、治疗方案的依从性如何、是否有合并疾病等。

大多数学龄期 ADHD 儿童对治疗方案（包括兴奋剂或非兴奋剂治疗和/或行为/环境干预）都会有反应。如持续疗效欠佳，可能反映：①不切实际的目标症状；②对患儿的行为缺乏了解；③诊断错误；④合并疾病影响了 ADHD 的治疗；⑤治疗方案的依从性不好；⑥治疗失败。如前面所讨论的，ADHD 治疗往往只能减轻患儿的受损程度，而难以完全消除注意缺陷、多动和冲动的主要症状。同样，ADHD 儿童尽管接受了恰当的治疗，也可能会持续出现伙伴交往的障碍，或常常存在用标准手段进行评价时不能改善学习成绩的情况。

评价治疗结果需要从多种途径仔细收集信息，包括家庭成员、老师、患儿活动环境中的其他人（如私人教师）和患儿。如果目标症状是切实的，但明显缺乏疗效，基层保健医师应对 ADHD 诊断的正确性进行重新评价。如美国儿科学会临床实践指南中“注意缺陷多动障碍儿童的诊断”［可通过美国国家指南库（NGC）获得指南摘要］所描述的，再评价应包括对最初用来做出诊断的资料进行评述。再评价通常需要从患儿、学校、单位、家庭汇集新的关于 ADHD 主要症状及这些症状对患儿功能影响的信息，应重新考虑患儿是否患有其他与 ADHD 症状相似的疾病。

如本指南诊断部分所显示，ADHD 患儿常常伴发其他疾病，尤其是对立违抗障碍（ODD）、双相障碍、焦虑障碍、抑郁障碍和学习障碍等。这些疾病通常使 ADHD 的治疗复杂化。临床医师应该确定疗效不充分的患儿是否患有这些疾病（在其诊室直接确定或咨询恰当的专科医师，如儿童精神科医师，以进一步评价）。这些合并疾病在开始时往往不能被充分评价，因为患儿 ADHD 症状突出或患儿当时还没有患其他疾病。虽然其他障碍还需要另外的评价方法，但标准心理-教育测试可明确学习和语言障碍的程度。

典型的 ADHD 治疗方案需要患儿、家庭和学校融入一个长期方案，该方案包括复杂的给药计划，同时需要环境和行为的干预。环境和行为干预需要家庭成员、老师和患者共同不断努力。由于对治疗缺乏反应的一个常见原因是对治疗方案的依从性欠佳，因此应对患儿的进展情况进行不断的监察，评价方案的执行程度，确定执行方案的主要难点和障碍，并且对药物治疗和行为治疗的依从性给予评价。依从性不好并不等于治疗失败。在考虑治疗方案失败之前，临床医师应该帮助患儿家庭找到解决依从性问题的方法。

下面的情况可以被视为真正的治疗失败：①在无不良反应的最大剂量情况下，仍然对 2 种兴奋剂及托莫西汀缺乏反应或任何剂量都有不能忍受的不良反应；②药物联合行为治疗不能控制患儿症状。治疗失败常常见于有共患病的 ADHD 患儿，在这种情形下，除非基层保健医师具有丰富的处理这种情况的专业知识和经验，下一步应该请教精通该障碍治疗的精神卫生专家。

建议 4 同样适用于成人 ADHD 患者。

（5）建议 5：临床医师应该对 ADHD 患者定期进行有计划的随访。通过从家庭成员、老师、同事和患者处汇总信息，直接监控目标预后和不良反应。

临床医师应该确定定期监测治疗效果的计划。计划应该包括定期通过门诊、书面报告及电话沟通获得关于目标行为、教育成效、药物不良反应的信息。监测数据应包括补充药物日期、药物类型、剂量、给药频率、数量和治疗反应（包括药物和行为治疗）。可用流程图记录数据，或记录在每个患者的病历中。此计划还应包括 2 次访视家庭成员、患者与临床医师之间的通讯交流；同样，随访前临床医师也应通过此方法与老师、单位同事或其他相关人员定期保持联系。监测计划应该考虑到：行为会随时间和正常发育而改变，教育期望会随年级而增加，患儿家庭和学校环境、成人患者及其工作环境会存在动态的变化。由于这些因素的改变都可能影响目标行为，因此所有的参与者都应有计划议程。临床医师应该经常提供信息和支持，以使患者及其家庭做出合理的选择来促进患者的长期健康和幸福。

临床医师应该连续从家庭成员、患者、同事或老师处获取关于目标症状的信息。门诊、电话交谈、老师叙述以及定期的行为报告卡/表是常用的获取所需信息的方法。对于诊断ADHD的患者，临床医师应主动建议患者亲属与学校或单位进行联系。每次见面时，均应检查药物和行为治疗的依从性。

监测的频率取决于功能障碍的程度、并发症及依从性。一旦患者病情稳定，可每隔3~6个月进行诊室访谈以评价学习、工作及行为表现。这些访谈还评价兴奋剂潜在的不良反应，例如：食欲下降，体质量、身高及发育速度的改变等。定期的药物补充请求提供了一个额外的与家庭进行沟通的机会。在请求补充药物时，可以询问家庭成员患者的人际关系和在学校或单位的功能情况，以及更新与学校或单位的联络内容和方式。如果某一随访评价显示目标结果降低，临床医师必须首先确定家庭和患者是否坚持了治疗计划。

（三）ADHD药物治疗的禁忌证

1. 兴奋剂 在治疗早期可能出现不良反应，通常较轻微而且短暂。最常见的不良反应是食欲降低、胃痛或头痛、入睡延迟、神经过敏或社交退缩。这些症状大多数都能通过调整给药方案成功控制，15%~30%的儿童使用兴奋剂后会有运动性抽动，多数呈一过性。

接受过高剂量治疗或高度敏感的患者可能会表现出过度敏感或迟钝，此不良反应一般可通过降低剂量解决。偶尔在高剂量时，患者会出现精神病反应、情绪障碍、幻觉。

在对照研究中没有发现一致的行为反跳、运动性抽动或剂量依赖性生长迟缓的报道，尽管这些不良反应在临床都有报告。目前对生长延迟这一问题很关注，但一项直到成年期的前瞻性追踪研究发现，体质量增长没有明显受损。

根据临床医师药物参考书（PDR）和药品说明书，哌甲酯禁用于：有青光眼和对本品或本品其他成分过敏的患者，有明显焦虑、紧张及激越症状的患者，正在或在14天内使用过单胺氧化酶抑制剂（MAIO）治疗的患者。对于有癫痫、癫痫病史或脑电图有痫样放电的患者和有抽动-秽语综合征或有抽动-秽语综合征家族史的患者，应谨慎使用。既往关于哌甲酯使用的研究并未显示其联合使用适当的抗惊厥药物时会增加癫痫发作的频率或影响其严重程度，也有应用哌甲酯成功治疗伴有癫痫的ADHD患者的报道。

2. TCAs 使用去甲丙咪嗪偶尔可能引起猝死。

常用兴奋剂的药物代谢动力学特征见表6-1，注意缺陷多动障碍药物治疗流程见图6-1。

表6-1 常用兴奋剂的药物代谢动力学特性

药物	主要代谢产物	达峰时间	半衰期	主要排泄途径
利他林（ritalin）	肝代谢 75%为无活性的利他林酸	利他林1.9小时（0.3～4.4小时），利他林缓释4.7小时（1.2~8.2小时）	2.0~2.5小时	70%～80%肾排泄，24小时内主要以利他林酸的形式排出
右苯丙胺（dexedrine）	肝代谢 P-羟基化，N-去甲基，脱氨基作用和共轭作用	片剂2小时 缓释胶囊8～10小时	儿童6～8小时，成人10～12小时	可以由肾经原形排出。根据尿pH值，碱性尿中可有2%～3%；酸性尿可达80%
匹莫林（cylert）	肝代谢 结合形式：碱基匹莫林、扁桃酸及其他产物	2~4小时	8~12小时	40%～50%经肾以原形排出，25%～40%经肝代谢排出

注：* 指中国目前尚未引进的药物或已经禁用的药物（匹莫林）

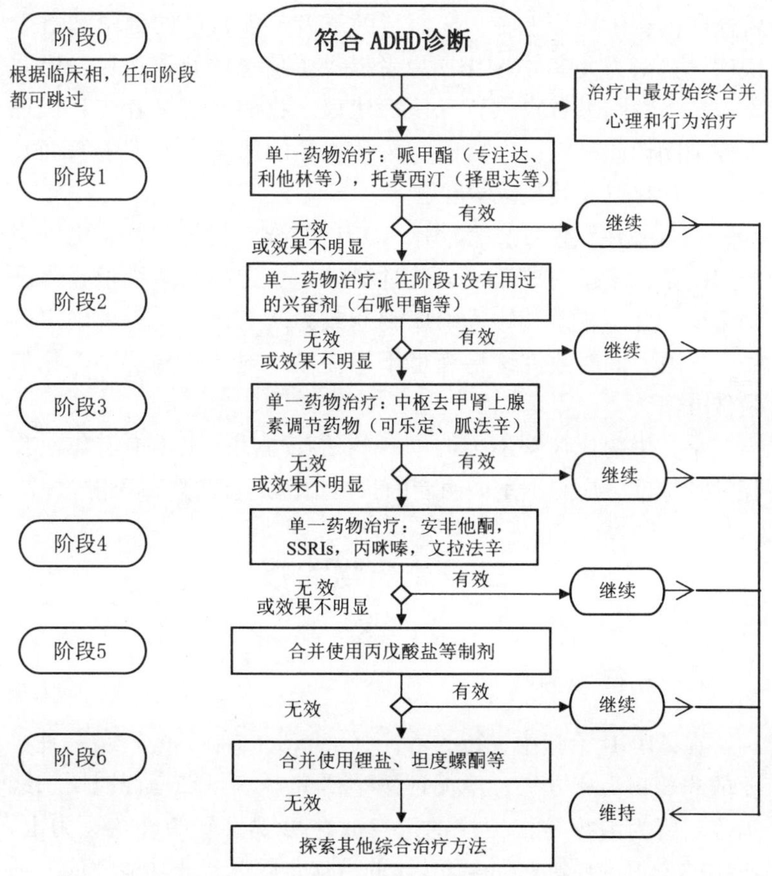

图 6-1 注意缺陷多动障碍药物治疗流程

（四）指南的执行和注意事项

本指南基于我国发布的第 1 个儿童精神障碍临床实践指南《儿童注意缺陷多动障碍防治指南》修订而成。指南将定期由负责小组评述，做出撤除、修订、无改变重申或再版等建议。

请注意：指南中信息是为医学专业人士提供的，方便他们将这些信息传授给患者，从而帮助患者了解自己的健康和所患疾病。指南为大多数 ADHD 患者提供了信息的获取途径，但并不包括为特别患者提供特殊医疗建议。我们希望患者或其代理人仔细阅读此材料，之后向有医师执照的医学专业人士咨询其诊断、治疗以及其他医学问题。

本指南并不想要成为治疗 ADHD 的唯一指导方针。更恰当的定位是，该指南被设计为通过提供一个选择框架给予临床医师帮助，并不希望其替代临床判断或为所有此疾病患者确定的一个方案，同时或许该指南也不能提供针对此疾病的个体化的最佳方案。

本文中的建议并不表明唯一的治疗方法，也不能看作医疗保健的标准。应根据不同患者的具体情况进行调整和变化。

三、非药物治疗

（一）行为治疗

在 ADHD 治疗中，行为治疗（behavioral therapy）是一种重要的非药物治疗方法，经循证医学研究显示与兴奋剂同属一线治疗。行为治疗是把治疗的重点放在可观察到的外在行为上，应用“学习的原则”，根据具体的治疗步骤改善非功能性或非适应性行为，建立良好行为。所谓学习的原则是指一个个体的行为，如果受“正性应答”，如他人的鼓励或赞赏，或获取满意的结果，则该行为容易学习且能保持；相反，如果一个个体的行为受到“负性应答”，如遭处罚或获得不快的结果，该行为就不易学习或保持，甚至可能放弃。

行为治疗的第 1 步是评估 ADHD 儿童的行为，获取信息，确定目标行为，即：希望矫正的问题行为和希望建立的良好行为。在评估中可能发现 ADHD 儿童有许多问题行为，如：做作业拖拉、在发怒时攻击同伴、每天作息时间不固定、不听从指令而争辩等，可列出这些行为的清单，选择家长感到重要但又比较容易改变的行为作为首选的希望通过矫正而改善的目标行为，并确定希望建立的良好行为。目标行为不能太多、太笼统，应非常具体化，使得 ADHD 儿童在治疗过程中能够明确知晓需要改变的不良行为和希望建立的良好行为。在该过程中，治疗者应关注 ADHD 儿童的家庭功能问题，并告诫父母在与孩子的沟通中必须充分自我控制，从而使 ADHD 儿童、青少年意识到行为症状能被自行控制和改变，这是改变 ADHD 儿童不良行为的基础。

行为治疗的第 2 步是选择和确定具体的行为矫正方法。为使行为治疗取得成功，应遵循 2 个基本的行为观念：①奖赏较惩罚更易使行为发生改变，前者可使儿童产生期望的行为，后者则可能使儿童产生不期望的行为；②行为治疗中，对可接受行为和不可接受行为的应答必须自始至终保持一致，不一致的应答方式可能强化问题行为，不利于行为治疗的开展。

行为治疗的第 3 步是具体实施行为矫正计划，及时反馈目标行为的结果。当儿童能够达到目标行为的要求时，要及时给予良好地应答，如赞赏、奖励、微笑等，或给予儿童所喜爱的活动；如果儿童出现问题行为时，可采用温和的惩罚法，如暂时隔离法、减少孩子的代币或积分，从而减少问题行为的发生。在这过程中，奖赏应多于惩罚，更不能经常打骂。同时，在治疗中要及时调整目标和策略，使得治疗产生良好的效果。

1. 常用的行为矫正方法

（1）正性强化法（positive reinforcement procedures）或称阳性强化法：正性强化法即每当儿童出现所期望的行为，或一种符合要求的良好行为之后，采取奖赏的方法，立即强化，以增强某一行为出现的频率，帮助患儿建立良好行为。该方法以操作性条件反射为依据，强调行为的改变是由行为后果所决定的。

当一个行为的后果是好的或个体所期待的，这个行为就会重复出现。具体操作方法如下。

1）确认目标行为，了解该行为的基线水平。所设定的目标行为应该是儿童能客观控制的、可观察到的且能够反复进行强化的行为。例如：了解儿童写作业难以坚持20分钟，以儿童专心写作业20分钟为目标行为。

2）选择有效的强化方式，包括：社会性强化，如赞扬或鼓励；活动性强化，如儿童所喜爱的游戏和活动；物质性强化，如玩具、物品、食物或钱币等。

3）制订行为矫正方案，每当目标行为出现时，立即给予强化。例如：儿童专心做作业20分钟，立即给予儿童所喜爱的强化物，并使儿童知道强化的具体行为，懂得该行为的结果。

4）当目标行为重复出现时，逐渐延长作业时间，从原来的20分钟增加到25分钟，然后更长的时间，最终使儿童作业时间与上课的35分钟相匹配。

5）强化目标行为的强化物应随目标行为的出现频率而有所改变，当目标行为多次出现后，强化物应以社会性强化（赞赏、表扬、鼓励）为主，使目标行为保持下来。

（2）暂时隔离法（time out）：即当ADHD儿童出现某种问题行为时，及时将该儿童隔离在一个单独的地方，利用隔离的这段时间让儿童安静下来，懂得被隔离是因为自己的问题行为所致，需要改变这种问题行为。具体操作方式如下。

1）选择某一不能被家庭或教师所接受的行为作为目标行为，例如ADHD儿童的攻击性行为（打人）。

2）当目标行为即打人出现时，将儿童置于一隔离处，如房间一角。

3）明确规定隔离的时间，年幼儿童1岁隔离1分钟，8岁以上儿童可达30分钟；如果隔离时间已到，儿童仍然大喊大叫，则重新规定隔离时间，直至其安静下来。

4）当儿童不愿服从隔离时，告知其必须遵守，否则加倍延长隔离时间，并坚持执行。

5）实施该方法时要让儿童知晓希望其改变的不良行为，当攻击性行为再次出现时还要受到隔离。

6）对发育迟缓或智能迟缓儿童，应根据其心理年龄规定隔离时间。

（3）消退法（extinction procedure）：是通过停止对某不良行为的正性强化，从而使该行为逐渐消失的一种行为治疗技术。一般常用不予理睬的方式。消退法的理论认为日常生活中成人对儿童的注意也是一种强化，例如：ADHD儿童在发脾气时受到家庭成员或他人的注意而得到了强化，出现经常发脾气的现象。为了消除该行为，只要在儿童发脾气时不予理睬，就能使这一不良行为逐渐消失。在使用消退法时要注意如下策略。

1）消退技术应与正性强化相结合，注意强化良好的行为。

2）执行消退程序时，必须排除外界因素的干扰，或教育的不一致，例如：当儿童发脾气时，父母不予理睬，奶奶却给予哄骗，造成消退法应用的失败。

3）采用消退技术的开始阶段，当儿童某不良行为遭到“冷遇”时，可能会有较强烈的情绪反应，且该不良行为暂时频繁出现，此时需要注意儿童的安全；但无安全问题的基础上，予以坚持将会取得较好的效果。

（4）示范法（modeling）：是指为个体呈现一定的行为榜样，以帮助孩子模仿和建立良好行为的治疗技术。儿童的许多行为是通过观察和学习而产生的，模仿与强化一样，是学习的一种基本形式。示范法包括以下几种。

1）现场示范：让ADHD儿童在现实环境中，观察其他儿童如何遵守课堂纪律。

2）参与模仿：让ADHD儿童在观察示范儿童与同伴友好交

流后，让他在指导下试着参与交流活动。

3）电视或录像示范：让儿童通过媒介的宣传和教育，逐渐模仿良好的行为举止。

在运用示范技术时，应根据 ADHD 儿童的能力确定目标行为。示范过程中，还需评估儿童的注意能力，如果注意力尚能集中，则可适当增加示范行为的呈现时间，让 ADHD 儿童有较多的时间观看示范行为。在模仿行为产生后，应记录并给予强化，使所模仿的行为保持下来。

（5）认知行为治疗（cognitive behavioral therapy，CBT）：认知行为治疗是结合认知策略和行为学技术的结构化治疗，通过矫正认知缺陷（将不合理或负性的思维转变为合理、积极的思维），并同时采用行为管理技术，从而改善情绪和行为的问题，经过反复练习加以巩固，建立起新的认知行为模式。由于 ADHD 儿童或成人往往存在情绪调控、冲动、执行功能缺陷，生活技能和社交技能也存在损害，因此对 ADHD 患者的认知行为治疗通常是聚焦于这些问题而设计的结构化方案。研究显示 CBT 对改善上述症状有效，但 CBT 难以治愈 ADHD 的核心症状。

ADHD 的 CBT 适合有一定认知能力的儿童和成人，目的是矫正患者在生活、社交、解决问题、学习、自我评价等方面的认知缺陷，教给他们思考和自我管理技能。如：调控情绪、社交技能、问题解决、时间管理技能、制订计划、按时完成作业，在这过程中需要采用表扬、惩罚、放松等行为技术。

执行功能训练就是包括了提高上述技能的一种改良 CBT，针对 ADHD 患者执行功能缺陷进行训练，主要内容有：学习做计划，训练条理性，训练时间管理，学习提要求，提升工作记忆，训练抑制能力，学习换位思考，用奖惩表和时间表来加强自我监督。

此外，还有针对情绪失调的情绪调控 CBT，主要内容包括：

识别和理解情绪；学习情绪表达（如学习恰当的愤怒或焦虑表达）；放松技术（降低激惹性或焦虑）；认知调整（改变不合理思维，建立理性思维，学说幽默言语或自我安慰言语）；发展问题解决技能；情绪管理练习（如制怒练习）；反复演练直至巩固并能在现实中应用。治疗过程需要家长或家人介入。

（6）应用行为分析（applied behavioral analysis，ABA）：人类行为的发生都有前因（antecedent）和后果（consequences），如果后果令前因得到满足或缓解，行为就达到了目的，这就是行为的功能，以后一旦出现某前因就发生相应的行为，形成“前因-行为-后果”的回路，并且此回路不断地得到加强。ABA 就是先分析行为的前因和后果，即行为的功能，然后运用前述的行为矫正基本原理从“前因-行为-后果”3 个环节进行干预，达到矫正不恰当行为、促进积极行为的目的。

分析行为的前因时，要考虑的问题包括：该行为通常出现在何时、何地、谁在现场、之前有什么事情或活动发生？何时，何地，与谁在一起，什么样的环境下这个问题行为最少？

分析行为的结果时，要考虑的问题包括：行为出现后发生了什么？家长、旁人做了什么？有什么变化？孩子得到了什么？或避免了什么？

针对问题行为的前因，需要消除或改变行为发生前的情境；针对行为的功能，用适当行为替代不恰当的行为；对行为的结果，选用合理的行为矫正方法可对问题行为进行矫正。

对于 ADHD 儿童伴发的一些问题行为，如发脾气、恶作剧，采用 ABA 方法会取得良好效果。

（二）家长培训

ADHD 儿童以注意缺陷、好动、冲动为核心问题，但常伴随对立违抗、情绪失调、学习困难等问题。早期干预能帮助儿童，也能帮助家庭采取更适合孩子特点的抚养方式。家长态度和对待 ADHD 儿童的方式取决于他们能够在多大程度上理解这类孩子的特点，对待方法是否妥当也直接影响着医疗干预和学校干预的效果。而在 ADHD 病因、症状特点、治疗方法、家庭管理、学校教育以及预后等多个方面，家长普遍存有很多疑惑、不解和/或误解，也容易受外界不正确信息的影响，因此家长培训非常重要。

家长培训是 ADHD 儿童治疗中一种重要的非药物治疗方法。教家长如何在家庭环境中运用行为矫正的原则改善 ADHD 患儿的症状是家长培训的核心。通过家长培训，提高家长对 ADHD 的认识，促进家长对行为矫正原则的理解，改善孩子对家长命令的服从，从而最终提高治疗的效果。

家长培训包括一般性培训和系统性培训，通常为团体形式。培训者自身需要接受统一培训后方可针对家长实施该培训。

对家长进行一般性培训的培训者，应具备以下基本素质：熟练掌握 ADHD 的基本理论知识；一定的 ADHD 诊疗实践经验；良好的表达能力和沟通技巧；持宽容、理解的心态，让家长感受到是在与家长、患儿建立治疗联盟，共同帮助孩子；对家长共情并给予充分心理支持的能力；对团体讲座现场的控制能力。

对家长进行系统性培训的培训者，除以上基本素质外，还应有儿童心理治疗的培训背景。

1. 一般性培训 为家长举办心理教育讲座，一般次数为 1~2 次，每次 1.0~1.5 小时，不超过 2.0 小时。综合性地介绍 ADHD 的知识，侧重于讲解 ADHD 的一般知识和常规干预方法，内容较浅显，语言通俗易懂。培训目的是提高家长对 ADHD 正确知识的知晓，消除家长对 ADHD 认识的误区，澄清从其他渠道得到的错误信息，提高治疗依从性。

培训的基本知识点应遵循本指南的相应建议，并可加入国内外较权威的 ADHD 指南或文献报道的最新进展，切忌将伪科学的知识传递给家长。培训内容主要包括以下几个方面。

（1）ADHD 的概况：患病率；病因或病理机制（对 ADHD 持以疾病学观点，告诉家长这是一种具有神经生物学基础的障碍，可以用典型的影像图展现 ADHD 儿童大脑的变化）；预后（用可靠的数据展示规范治疗和不治疗儿童的发展结局）；常见的共患病。

（2）ADHD 的常见表现和诊断经过：帮助家长了解 ADHD 的常见表现（学前、学龄期、青春期不同阶段的常见表现）；需要做的常规检查；简单介绍做诊断的依据。

（3）ADHD 的治疗：告诉家长规范的 ADHD 非药物治疗和药物治疗，其中的常用方法、各自特点、疗效，选择的原则。应以中立的态度阐述各类方法的适应证、优势及不足，如：非药物治疗中行为治疗的适用范畴和效果、药物治疗的不良反应以及处理措施。

（4）教养技巧：教给家长一些管理 ADHD 儿童行为的技巧，相对于有步骤的系统化治疗方法，管理技巧是一些具体的方法，不仅针对孩子的管理，也涉及如何管理家长自己的情绪和行为。如：教家长如何下指令，如何做反馈，如何有效使用奖励和激励，如何保持自身冷静，如何与教师沟通及与学校和医务人员配合取得支持。

（5）技能训练：应是指南推荐的或有循证依据的针对性训练，如生活技能、交往技能等方面的训练；学习教养技巧促进行为改善；提高孩子的学业和社会技能；恢复家庭和谐。

（6）提问和解答：安排家长提问的时间。可以在知识讲座中随时提问，也可以集中提问。

（7）经验分享：有些家长对 ADHD 儿童有着积极的理念和良好的经验，可通过讲座相互取经，分享经验；还可邀请经过规范治疗得到改善的儿童的家长介绍经验，使新加入家长对孩子的治疗和未来发展获得信心。

小组教育的方式，不仅可增进家长对 ADHD 的认识，提高家长对治疗的依从性，也可在经验分享环节增加家长之间的相互支持。大多家长在管理 ADHD 儿童中遇到很多挫折，在小组讲座中，家长有机会抒发个人感受，产生情感共鸣，并使负性的情感得以宣泄，从而相应减少带到孩子身上的负性情绪。

在经验分享环节，专业人员要有很好的掌控能力，能把握正确导向。避免有的家长将错误信息传递给大家，对于传递错误信息的家长，应及时制止并更正。对于情绪宣泄较强烈的家长，要及时妥善处理，最终以较平和或积极的心态结束培训。培训后，有的家长还会相互留下联系方式以期后续交流，专业人员也要能较敏感地洞察其动向，避免有的家长被引入歧途。

有能力的专业机构还可以建立网络平台，及时给家长提供科学的、正性的信息。

2. 系统性培训 为更深入的结构化培训。心理行为干预是 ADHD 治疗中的一个重要方面，尤其对于学前 ADHD 儿童，心理行为干预是首选方法。

早在 20 世纪 60~70 年代初，美国俄勒冈大学健康科学中心的 Constance Hanf 教授和社会学习中心的 Gerald Patterson 博士分别针对违抗、品行问题的儿童开展父母管理培训，这两个培训方案被认为是最早的家长管理培训方案。Hanf 教授的家长管理方案主要针对 3~8 岁儿童，包括关注、奖励、忽视、明确的指令、暂时隔离 5 个核心的教养技巧。在此基础上，发展起了多种著名的家长管理培训方案，如社区家长教育计划、对立儿童的家长培训、帮助不服从的儿童、难以置信的岁月、亲子互动治疗。其中，Russell Barkley 博士建立的父母培训方案多年来在北美和其他地区被广泛应用，其方案主要针对违抗、攻击和冲动行为，通过循序渐进的步骤教给父母如何管理孩子的行为，从最初的 10 步法修订为 8 步法，近年再次修订。此外，Barkley 也以 ADHD 的管理为核心出版了面向家长管理的培训方案。

(1) Barkley 的儿童行为管理八步法：该方案是围绕违抗而建立的解决问题的方法，注意缺陷、冲动是伴发的问题行为，强调家长采取一致性的教育方式，采取积极的关注、系统的表扬、奖励及温和的惩罚促进孩子转变违抗行为。通过培训，减少家长对儿童破坏性、不顺从性、难以接受行为的烦恼感，同时减少儿童的对抗性行为，改善亲子关系。该方案初版的家长读本已由刘津翻译为中文并在国内正式出版。王玉凤教授领导的课题组首次在国内对 ADHD 共患对立违抗性障碍患儿的家长进行了为期 10 周的父母培训开放性临床试验，获得了满意结果：注意缺陷症状总数、多动冲动症状总数、ODD 症状总数显著下降；家长压力问卷总分显著下降；家长对培训的主观评价较好。

这套方案的 8 个步骤的要点如下：在采取 8 个步骤前，先帮助家长了解孩子产生不良行为的原因，包括生物学因素、环境中可能导致或促发孩子产生行为问题的因素、建立良好行为的原则等。

第 1 步：对孩子的正确关注方式。

①帮助父母了解他们过去对孩子的关注很多是负性关注；②训练父母学习正确的关注，约定在“特殊时间”里关注孩子的良好行为、不理睬问题行为。

第 2 步：用表扬获得和平与合作。

①教家长学习利用肯定、赞赏和表扬对孩子的服从和合作做出反应；②学习增加孩子服从性和发指令的技巧。

第 3 步：当表扬亦无效时，使用奖励。

在表扬的基础上，教家长使用奖励和激励方法，使孩子遵守命令、规则。①用扑克牌作为代币建立奖励方案；②对大年龄的孩子建立奖励分系统。

第 4 步：使用温和的惩罚。

在得到充分表扬、关注及奖励的基础上，孩子仍出现违抗和不良的行为问题，则考虑惩罚。①减少代币系统挣得的分数；②暂时隔离。

第5步：暂时隔离的扩展应用。

当暂时隔离法有效，就可以将其扩展到其他的不良行为。

第6步：预见性地在公共场所监管儿童。

训练家长将以前所学方法加以修改并用于公共场所。①提前设想在公共场合孩子可能出现的不当行为、期望孩子遵守的规则以及违犯规则的后果；②在去公共场合前，告诉孩子上述规则和后果；③给孩子布置在公共场合可以做的、能够减少不当行为的任务。

第7步：协助老师帮助孩子。

教家长如何改善儿童在幼儿园/学校中有问题的行为。①获得老师的合作，建立学校行为日报卡；②指导家长使用孩子的学校行为日报卡。

第8步：解决将来的行为问题。

当孩子的行为问题显著改善并能持续，帮助家长继续面对未来。①怎样逐渐停用代币系统、学校报告卡；②预见孩子未来可能出现的新问题，如何用所学方法解决这些问题；③问题行为再次发生的解决方法。

（2）Barkley 的 ADHD 家长教育方案：Barkley 于 2013 年修订出版的 ADHD 家长教养方案中，将 ADHD 放在了核心地位，该书分为以下四大部分。

1）理解 ADHD：在此部分解释什么是 ADHD、是什么导致了 ADHD、ADHD 的本质和 ADHD 儿童的家庭问题。

2）应对 ADHD：鼓励家长成为一个成功的有执行力的家长，包括：带孩子做 ADHD 的检查；检查前需要做的准备；如何对待 ADHD 的诊断；14 项抚养 ADHD 儿童的指导原则；作为家长怎样照顾好自己。

3）管理 ADHD 的生活：在家庭和学校如何应对 ADHD 儿

童，包括：培养好行为的 8 个步骤；解决在家庭中的问题；帮助孩子处理同伴问题；陪伴青少年度过青春期；管理孩子的教育和在校表现。

4）ADHD 的药物治疗：介绍获得批准的有效药物，包括：兴奋剂和非兴奋剂；其他被认可对 ADHD 及其共患病有效的药物，如某些抗抑郁剂和抗高血压药。

（3）新森林的《教养计划六步法》：随着对 ADHD 的深入研究和更新的认识，ADHD 儿童的行为不再被简单地视为“不良行为”，对立违抗行为并非是 ADHD 问题行为的核心。另一个很有影响的针对 ADHD 家长的培训则更多地考虑 ADHD 儿童的核心症状、发育水平和执行功能特点，这就是欧洲新森林教养小组创立的《教养计划六步法》。迄今为止，很多研究验证了该方法的有效性，多年来也在临床上为大量家长所采用。这些步骤也是需要按顺序依次完成，前面的步骤是后面的基础。

第 1 步：帮助家长理解和适应孩子的 ADHD 行为。

本步骤的目标是切实理解孩子的 ADHD 行为。每个患 ADHD 的孩子都是独特的，识别出孩子需要帮助的行为非常重要。如果理解了这些行为是 ADHD 所导致的，就可以开始计划应该如何干预。重要的是，为了家长和孩子，要有勇气来改变由来已久的行为和互动模式。

在本步骤中家长将掌握的技巧包括：当你表扬孩子时如何进行目光接触；在给出指令之前获得孩子的注意；倾听，帮助孩子学会倾听；如何注意到孩子表现好的时候，如何表扬孩子从而让他继续表现得好；意识到孩子在向你学习；开始注意到你的孩子能做到些什么；练习与孩子以相互尊重的方式对话。

第 2 步：向家长介绍帮助 ADHD 儿童的策略方法。

本步骤的目标是在第 1 步的基础上，理解 ADHD，评估孩子的困难，之后运用以下介绍的技巧帮助孩子。帮助家长以训练师的角色，根据自己孩子的具体情况灵活运用手册中提到的策略。

此步骤中将要掌握的技巧包括：如何根据孩子已具备的能力，使用支架式方法来帮助他进步；如何识别和使用可教时刻；可听见的范围；如何实行一致性的生活常规；如何设置明确的行为界限和家庭规则；如何使用倒计时和延迟满足；学会给出清晰的信息（记住目光接触）；使用短句；使用选择；避免对质和争吵；保持冷静；让孩子平静下来。

第 3 步：如何通过游戏来改善孩子的注意力。

本步骤的目标是通过游戏和玩耍帮助孩子学会提高注意力和专注力。本步骤中将练习的技巧包括：意识到游戏的重要性；使用注意力训练的游戏；促进倾听技巧；使用“我们”和“我”；与孩子讨论情绪问题，促进其言语表达能力；练习给孩子选择。

第 4 步：如何促进家长与孩子的沟通。

本步骤的目标是帮助孩子提高交流能力，从而使他们能够表达自己的感觉，并且学会管理自己的行为。本步骤将学会的技巧是：在游戏中发展孩子的语言能力；改善声音（如音量和语气）；建立明确的目标和期望；如何应对大发脾气和使用转移注意力技巧；预期；安静时光的概念；隔离；提示孩子任务及任务改变有关的线索；处理延迟；探讨及表达情绪。

第 5 步：在家庭之外的地方管理 ADHD 儿童的实用性指导。

本步骤的目标是在日常生活中家庭之外的场所，应用本项目中至此学到的所有的技巧。本步骤将练习的技巧包括：聆听，分享感受，相互尊重；更好地使用计时器；在户外更好地安抚孩子使其平静下来；扩大听力范围；户外重复给予指令；使用家庭规范；奖励；深入寻找可教时刻。

第 6 步：说明孩子将来在学校或其他重要场合该如何面对，并复习之前学到的策略。

本方案最后一步的目标在于帮助家长将这个手册中学到的每一

个技巧，转化应用到日常生活场景中去，以及计划将来如何去做，尤其是当面临新环境、新地点时（如入学或者转学）。本步骤着眼于两个重要的技巧：如何应对困难时期，如何寻求帮助。

（三）学校干预

学校干预是对 ADHD 儿童进行治疗的一个重要部分。正如美国儿科学会（AAP）关于 ADHD 儿童临床诊疗指南所建议，临床医师在治疗学龄期 ADHD 儿童时不能孤立地工作，与家长、老师和其他学校工作人员的及时沟通是必需的，以监测疾病的进展和治疗的有效性；家长是治疗计划中最重要的合作人员，心理学家、儿童精神科医师、教育学专家、儿科医师和其他精神卫生专业人员治疗服务的整合有利于 ADHD 儿童治疗的顺利进行。这个指南在建议 2 中提出了临床医师、家长和学校合作的目标，治疗的首要目标应该是最大限度地改善患儿的功能。希望得到的结果包括：①改善与家长、兄弟姐妹、老师和小伙伴间的关系；②减少破坏性行为；③提高学习成绩，尤其是工作量、效率、完成程度和准确性；④增加自我照顾和家庭作业的独立性；⑤改善自尊；⑥提高生活安全性。

为了实现上述目标，使 ADHD 儿童的治疗在学校里得到更多的支持，以促进他们的健康成长，特提出以下建议。

1. 配合药物治疗，对 ADHD 儿童进行综合干预　ADHD 症状本身是一种综合征，具有很大的异质性，其形成原因有生物、心理和社会因素，单一的治疗可能只能解决其某一方面问题。ADHD 儿童置身于学校的学习环境，会因注意缺陷多动症状引发许多问题，如：人际交往问题、学习困难问题、自尊自信问题、情绪困扰问题等等。因此，需要采取综合干预的思路，整合医学界、学校和家庭的辅导资源，整体地改变 ADHD 儿童的行为模式和心态，从而达到更好的治疗效果。

基于学校的综合干预由学校心理学家、临床医师、学校教师、患儿及家长共同参与，并共同制定系统的干预方案。该综合干预主要以行为训练和家庭干预指导为主，并配合药物干预。行为训练旨在通过个别辅导和团体辅导，提高ADHD儿童自我控制、自我调节和问题解决技能。家庭干预指导旨在保证干预的连续性。除了在学校采取干预措施外，家庭干预是综合干预的重要组成部分，也是影响干预效果的重要因素。

2. 对ADHD儿童进行个别辅导 根据每个ADHD儿童的实际情况，制定个案辅导计划，将他们比较突出的行为问题列为目标行为进行干预，以增强他们良好的课堂行为，减少不恰当课堂行为。

（1）个别辅导注意要点

1）契约合理，切合实际。在老师、家长、学生共同签订行为契约时，要理智分析其目前的基本状况，以“通过努力能达到”为准则，合理确立行为目标，以减少注意缺陷与多动行为。

2）循序渐进，规律生活。合理安排每一天的学习、生活作息，培养其有规律的生活习惯。对于他们的某些不良习惯，要找准关键，有耐心，循序渐进，逐步转化。

3）安排岗位，转变形象。对于活动过多的儿童要进行正面引导，使他们过多的精力能够通过有益的活动发挥出来。比如：课间活动过度的学生，可安排他们担任“行为规范督察员”，让多余的精力用在指导他人规范行为上，从而有意识地控制自己的行为，同时也能转变其形象。另外，组织他们多参加各种体育比赛，如：跑步、打球、爬山、跳远等，发挥他们的长处，增强自信心。

4）维护自尊，培养自信。要用正确的态度关心爱护他们，只要有微小的进步，都要给予表扬与鼓励，进行阳性强化，同时在班中维护他们应有的自尊。对于他们存在的问题，应予以理解，并消除他们所存在的紧张心理，想方设法帮助他们提高自控能力，树立转变自身行为的自信。

（2）具体操作策略

1）对目标行为进行干预

①确立目标行为。根据各个ADHD儿童的特点，提出具体的目标行为。例如：上课不要随便离开座位，上课不要随便讲话，上课不要做小动作，回家作业不要拖拉等。

②制定强化方案。一般可以采用代币制，也可以直接给以强化物。要求家长和患儿共同参与方案制定，家长参与强化方案的执行。代币制是一种系统的正强化，ADHD儿童表现出良好行为就可以获得分数、纸牌筹码、五角星、红花、贴纸等，儿童可以用得到的代币换取实质性奖励。

2）日常生活自我管理：培养ADHD儿童良好的生活习惯和学习习惯，帮助他们遵守学校的作息时间，督促其自我管理，建议如下。

第一，建立学习常规。教会儿童运用“五步法”来为学习做准备工作，把以下内容写在卡片上，放在铅笔盒内进行自我提醒：①聪明的孩子有好的学习方法；②学习用品准备好了；③桌面整理干净了；④记住不懂的时候要提问；⑤加油，自己能够完成。

第二，学习用品管理。指导ADHD儿童每天晚上睡觉前检查第2天上学必须带的物品，如课本、作业本、笔、餐具、水、卫生用品等。在自我检查和家长监督下，将学习用品等进行梳理，减少遗漏。

指导ADHD儿童每天下午放学前将必须带回家的物品，如当天课本、作业本、笔、餐具、水、卫生用品等，在自我检查和教师监督下，进行有计划的整理，将学习用品等无遗漏地带回家。

第三，时间管理。在辅导老师指导下，家长和ADHD儿童共同商议制定作息时间表，内容包括起床、早餐、进校、放学、晚餐时间等等，初步学会对自己的时间进行有效的管理。

3. 对ADHD儿童进行团体辅导 团体游戏辅导的目的是通过同质群体的游戏活动，提高ADHD儿童的自我控制能力和集中注意能力。有关研究表明，团体辅导活动对于ADHD儿童的行为改变有一定的迁移作用，即不仅提高了他们注意力状况，而且还改善了动作协调、语言表达和学习成绩等等。

团体辅导活动的设计应该体现针对性、趣味性及多样性的特点，并运用鼓励性评价手段，以增强ADHD儿童积极参与辅导活动的动机，提高团体辅导的有效性。团体辅导活动内容包括：划消数字、走迷宫、大家来找茬、猜领袖、模特儿训练、踩细绳、顶纸棒、大拇指对决等小游戏。通过这些游戏，训练学生的注意力、观察力、自控能力以及团结协作能力。团体辅导注意要点如下。

（1）引导儿童遵守规范：参加团体辅导的对象来自不同的年级和班级，他们的最大特征就是好动，往往辅导老师还没讲完活动规则，他们就迫不及待地开始动起来，干扰了辅导的正常进行。可以设计受小朋友欢迎的游戏（如“木头人”游戏），来规范团体成员的行为。

（2）引发儿童参与活动兴趣：参加团体辅导的学生性格迥然不同，有的外向冲动，有的幼稚调皮，还有的少言寡语。在团体游戏中，要针对学生的不同个性，采取相应的方法，激发学生兴趣，引导学生主动参与，让学生在游戏中增强心理体验，逐步引导学生自我认识、自我评价、自我鼓励、自我调控，从而改善学生存在的问题。

（3）鼓励儿童交流分享：团体辅导每一项活动的设计都应对学生产生深刻影响，每个学生在活动中都要思考、分享自己的看法，这种分享即学生与学生、老师与学生之间的交流。学生参与活动后，通过小组讨论，互相分享交流内心体验，从而从彼此的经验中获得成长。

4. 对家庭辅导的指导 家长是ADHD治疗中的重要资源。

家庭辅导旨在通过家长沙龙、父母培训等形式，帮助家长了解 ADHD 防治知识，协助家长制定综合的、多方位的家庭干预计划，在干预实践中转变家长教育观念，改善家庭教养方式，从而达到更有效、更持久地改善 ADHD 儿童的行为、情绪等问题的目的。

（1）家庭辅导具体操作策略

1）为有关家长开设讲座，普及 ADHD 儿童教育干预的知识。这些知识包括：ADHD 儿童与一般儿童的区别和特点；ADHD 形成的原因；ADHD 对儿童其他方面发展的影响；ADHD 儿童治疗的一般方法；正确认识药物治疗的作用；家庭和学校如何配合临床医师进行治疗等。

2）让家长参与 ADHD 儿童个别辅导计划的制定，根据个别辅导计划，在家里对孩子的行为训练做好记录、督促、实施及奖励。

3）家长与孩子共同参与有关提高注意力的游戏活动。学校团体辅导的部分活动内容可以在家庭开展，学校心理辅导教师可以对家长进行一定的指导。

4）组织家长进行经验交流分享。有成效的家长经验更有利于其他家长去学习，这是可贵的辅导资源。

5）学校心理辅导教师和班主任进行定期随访，以了解 ADHD 儿童治疗进展情况。

（2）家庭辅导注意要点

1）引导家长积极投入。心理辅导老师向家长说明 ADHD 常识，以消除家长的顾虑和担心。还可以通过专家（视频）向家长说明 ADHD 与生长发育、社会心理因素有一定关系，帮助家长树立信心，积极配合干预。

2）重在家长教养行为改变。应帮助家长改变教养方式：在教育中不要操之过急，不可一味地责备、怪罪、歧视、打骂孩子；要耐心教育，抓紧辅导；对孩子的要求也必须切合实际，不应过于苛求，要循序渐进地解决孩子问题。

3）鼓励家长持之以恒。一个习惯的培养、一个行为的转变需要长期、反复的训练和坚持。家长应在辅导老师的帮助下，对孩子坚持训练和辅导，当孩子有所进步时，应及时表扬和鼓励，这样才能逐步地改变孩子的行为，培养其集中注意力的习惯。

4）从孩子日常生活习惯抓起。ADHD 儿童在日常生活习惯方面存在较多问题，培养有规律的生活习惯，也是患儿家长需要关注的问题，如：基本的作息时间、卫生习惯、物品管理等等。在培养这些生活习惯时，应采取孩子容易接受的表达和管理方式，家长也需以身作则。

5. 对于接受药物治疗的 ADHD 儿童的服务 学校可以请临床医师对教师进行 ADHD 常识性讲座，以便让教师对于药物治疗有所了解，知道常用的药物、疗效以及可能产生的不良反应。

对于需要在学校服药的 ADHD 儿童，家长如希望得到学校的帮助，可以与学校联系并签订同意书，可以由学校卫生室教师监督他们服药，并做好相关记录。

对于服药的 ADHD 儿童，学校应注意保密，要注意维护学生的自尊。

6. ADHD 儿童的课堂管理与安置策略 对于 ADHD 儿童的课堂管理有如下建议。

（1）教师要向 ADHD 儿童讲清具体的课堂规则，并强调是每个学生必须遵守的。鼓励和强化学生积极的课堂行为，并对违反规则的行为进行矫正。

（2）合理的教室环境安置有助于改善 ADHD 儿童的课堂行为。例如：可以把 ADHD 儿童的座位安置在靠近老师的位置，这样可以得到老师经常的关注和强化。

（3）在 ADHD 儿童周围应该尽量安排一些行为表现良好而且又不容易受到负面影响的学生，给 ADHD 儿童以榜样示范。

（4）对于每节课的课堂安排和组织，教师应当在教室里张贴一日计划表和课堂规则以使学生了解。为学生提供一些视觉提示也是有帮助的，如：使用手势信号，张贴颜色鲜艳的彩色贴纸以提醒儿童注意自己的行为等。

（5）教学安排和学习任务布置要增加新颖性和趣味性。在向 ADHD 儿童布置学习任务前，教师首先要保证学生应该理解题意。如果需要，教师应该重复题目的要求。同时，应该确保这些学生在听教师布置任务时注意力集中。

7. ADHD 儿童的早期识别和转介　早期识别 ADHD 儿童可以进行早期干预，一方面可以降低治疗的难度和成本，提高治疗的效果；另一方面能够减少 ADHD 问题对儿童其他方面的负面影响（如行为问题、学习困难、人际交往问题等）。早期识别主要在小学一、二年级进行（也可以在幼儿园进行），可以从课堂行为、作业情况观察着手。课堂行为观察应注重以下几个方面。

（1）课堂学习中反应迟缓。这有可能是理解知识发生困难的表现，也有可能是注意力不集中所导致。

（2）记忆效果差。这有可能反映对知识组织、编码、复述及精细加工等存在问题，也有可能反映注意缺陷问题。

（3）注意力涣散。表明儿童在感受、选择信息方面有困难，或者是自我控制能力较差。

（4）解题或回答问题思路混乱。表明儿童对课堂活动投入不够；或者是根本不理解问题，有较多的知识缺陷，或者缺少解决问题的技能和策略等。

（5）行为问题。课堂上屡屡违纪或干扰别人，反映了 ADHD 儿童的多动问题。

作业表现应观察儿童做作业时注意集中时间是否持久，做作业时是否拖拉，是否边做作业边做其他事情等。

如果学生在相当一段时间（几个月或半年以上）出现上述

某些行为，则提示可能存在 ADHD 症状，应进一步进行 ADHD 的诊断。

教师应该了解初步识别 ADHD 儿童的方法。有条件的学校，班主任可以请学校的心理辅导教师进行进一步鉴别，将存在 ADHD 症状的儿童转介到医院进行诊断和治疗。

8. 对于不同类型 ADHD 儿童的特殊干预策略

（1）多动与冲动型：矫治多动的目标是让学生这种过剩的精力通过一些合理的行为来得到释放。例如：可以让他们替教师去办公室拿东西，把某些东西拿到别的教室等。如果学生在座位上表现出多动，教师就应该做一个事先约定的手势提醒他，不必公开批评，以帮助学生控制其行为。

冲动是很难在课堂中矫正的一个行为问题。教师要努力让学生学会等一等再行动。教师可以让 ADHD 儿童在桌上放一张纸用来记录他所想的问题、想说的内容，或者只是在上面随便地涂鸦，直到老师叫他们。这里有两种较好的方法可供选择：一种是规定一个时间段，一定要过了这个时间才可以找教师；另一种是让学生通过给教师写纸条的方法，让他把要说的话写下来告诉教师。对于爱插嘴的学生，教师可以用特定的手势让学生意识到自己又插嘴了。

（2）注意力缺陷型：教师可以将学习任务分解成在不同时间内学习的小单元。对于 ADHD 学生每次布置任务可以少些，回家作业也要相应减少。尽可能让他们与其他同学一起学习，可以获得同学的帮助；尽量提高学习任务的趣味性，以吸引他们的注意力。

当 ADHD 儿童很容易被一些不相关的声音吸引而分心时，应该被安排在教室里最安静的区域就座，远离窗户、门等；当其很容易受到无关视觉刺激的影响而分心时，应该尽量减少这些无关刺激；当其很容易沉浸在自己的想法中而不听讲时，可以让他们坐在讲台边，这样教师可以利用小声提示或者特定的手势（例如：摸摸他的头、拍拍他的肩），帮助他们从自己的沉思中走出来继续专心听课。

四、注意缺陷多动障碍的综合治疗

由于目前有关 ADHD 治疗方法的信息太多，有些不准确的信息通过媒体、互联网及其他途径广泛传播。因此，正确的治疗信息和治疗的合理选择是非常重要的，特别是如何有效地根据症状的严重程度合理选择综合治疗措施。

美国儿科学会出版的 ADHD 官方综合治疗指南一书中指出："治疗 ADHD 必须在诊断明确和不明确儿童之间划条线，只有诊断明确的患儿才需要治疗。这更像治疗喘病，症状轻者不需要治疗或需要轻微的治疗，重者需要药物和积极的综合治疗"。当然，成人一样适用于此原则。

因此，如何选择 ADHD 的综合治疗措施非常重要，但也比较困难。首先必须确定综合治疗的概念和各种治疗的价值，然后才能合理应用有效的综合治疗。

（一）综合治疗的概念

当开始制定一项治疗计划时，必须牢记一个重要的事实：没有任何一项治疗方案是一成不变的。因为 ADHD 的症状可能会随着时间而发生变化，患者在生活的不同阶段有不同的治疗目标，因此需要不同的治疗形式和治疗方法。同时患者可能会对治疗产生不同的反应，临床医师在选择最佳治疗方案前可能会尝试不同的治疗方法，而一种方法对于某些患者有效，对另一些患者则可能无效。因此，需要运用多种方法对患者进行治疗，这就形成了综合治疗的概念，即：根据患者的病情和具体需要，合理选择并综合运用药物治疗、心理行为治疗或个体化教育项目等治疗方法，对患者进行全面的干预，从而最大限度地改善患者的症状和社会功能。

在对患者进行综合治疗前，首先必须确定综合治疗中的各种治疗方法科学、有效，如前面介绍过的各种治疗方法。综合治疗的关键是将这些治疗方法根据症状特点合理地予以选择。

（二）综合治疗的实施

前面已经介绍了 ADHD 儿童综合治疗研究组（MTA）为期 14 个月的随机、多中心临床试验。药物治疗组和联合治疗组的改善较强化行为治疗组和规范化集体支持治疗组显著。联合治疗或单独药物治疗对 ADHD 的核心症状均有改善，然而联合治疗可能对非 ADHD 症状（如对抗和攻击症状）有更好的效果。虽然这一研究主要以 ADHD 核心症状的缓解状况为评估标准，而 ADHD 的慢性状态和其他共患症状的缓解可能更为复杂，但是考虑患者的整体情况，综合干预非常重要。因此，应该遵循“急则治标、缓则治本、标本兼治”的原则，对 ADHD 儿童或成人进行综合治疗。多数情况下，急性初期应该以药物治疗为主，合并心理行为和家庭治疗；而慢性缺损或共患行为和情绪障碍时，则需要联合应用更多的治疗方法。如此，患者才能取得较好的疗效。临床实践已证实下列综合治疗方法（表 6-2）科学有效，值得推荐。

表 6-2　ADHD 的综合治疗方法

治疗目标	综合治疗方法
ADHD 的慢性状态	家庭治疗：对患儿父母或患者家属进行治疗知识的培训团体治疗 强化儿童、青少年或成人患者对治疗合作的自我管理 对治疗目标和计划实施的监测
ADHD 的核心症状（注意缺陷、冲动、多动）	兴奋剂或托莫西汀治疗（主要推荐药物） 有效的行为治疗 安非他酮或三环类抗抑郁药（TCAs）治疗 个体化的教育项目
对立违抗行为、严重的品行问题或人格缺陷	行为矫正和控制：包括对父母或其他家庭成员的训练及学校或单位表现的行为管理 给予适合的药物治疗 个体化教育训练
抑郁、焦虑和情绪失控问题	认知行为治疗 选择性 5-羟色胺再摄取抑制剂或其他抗抑郁剂
家庭功能明显缺陷	家庭治疗
学习、工作或语言障碍	个体化训练：特殊教育或技能训练 创造轻松的学习或工作环境 强调个体化的学习，包括语言能力培养、学习或人际交流技巧训练

五、成人注意缺陷多动障碍的治疗

（一）治疗目标和计划

治疗的首要目标是改善 ADHD 的主要症状，最大限度地改善患者的功能缺陷，提高患者在社会生活、工作及人际交往中的能力。治疗目标应该是现实的、可达到的和可评价的。具体包括：①改善注意分散，减少冲动和破坏性行为；②提高工作效率和按时完成任务的质量；③改善与家人、同事、上司的关系，提高社交技巧；④改善自尊，减少挫折感；⑤提高生活质量及情绪自我管理能力，合理安排生活。

要建立与之相应的治疗计划和治疗联盟，并由患者、配偶或其他家庭成员、临床医师共同参与形成治疗方案。有效的治疗方案应该是包括药物治疗和社会心理行为干预的综合模式。

（二）药物治疗

药物治疗也是成人 ADHD 的重要治疗方法。虽然目前对成人 ADHD 的药物治疗经验尚不足，但已经证实对儿童治疗有效的药物同样也适合成人 ADHD 的治疗。

1. 中枢兴奋剂 中枢兴奋剂是治疗成人 ADHD 的重要药物，其总有效率为 60%～80%。Spencer 等曾通过随机、双盲、安慰剂对照、交叉试验评价苯丙胺治疗 27 例符合 DSM-Ⅳ诊断标准的成人 ADHD 患者的疗效，发现其疗效明显优于安慰剂对照组（苯丙胺组有效率为 66.7%，安慰剂组仅为 3.7%，$P<0.001$）。

兴奋剂的具体种类、使用方法、药物不良反应请参见第六章“二、治疗药物”。匹莫林同样不推荐用于成人 ADHD 的治疗。

一般情况下，在服用兴奋剂期间不需要进行血压监测，但对于伴有高血压的患者，在使用兴奋剂治疗初期需密切监测血压波动情况。

兴奋剂治疗的主要缺点在于作用周期短，有致成瘾可能性，且由于成人患者自己掌管药物，易产生遗漏服药、对每天多次服药的依从性欠佳等问题。因 AHDH 的核心症状影响着患者家庭、日常生活、职业工作、人际交往等多方面功能，故理想的治疗不仅是在患者每日工作或学习的 8 小时内起作用，而且在患者与家人在一起行使家庭职能时也能起作用。家庭成员和他人的支持、提醒可能帮助患者提高药物治疗依从性，临床医师也应及时获得来自患者及其家人、亲属的反馈信息，合理评价疗效反应，适时调整治疗计划。哌甲酯长效制剂更适合于或人 ADHD 患者使用。

2. 托莫西汀　该药是第 1 个获得 FDA 批准的用于成人 ADHD 治疗的非兴奋剂类药物，其有效性和安全性均较高。与兴奋剂比较，托莫西汀的优点在于：长作用周期，反跳风险小，导致抽动或其他精神病性症状的风险小，耐受性好，安全性高，无潜在药物滥用性，用药方便。

托莫西汀的具体使用方法和不良反应请参见第六章“二、治疗药物”。

3. 其他药物

（1）抗抑郁剂：最早应用抗抑郁剂治疗成人 ADHD 的研究是 Wilens 等的报道，他们应用去甲丙咪嗪和兴奋剂与其他精神药物合并使用治疗成人 ADHD，取得一定疗效。还有 9 项研究对 TCAs 治疗 ADHD 的疗效进行了仔细分析（6 项研究评价了去甲丙咪嗪，3 项评价了丙咪嗪），结果均显示 TCAs 可有效治疗 ADHD。尚有 4 项研究比较了 TCAs 与哌甲酯的疗效，结果显示患者对两者的反应没有差异，或兴奋剂稍优。TCAs 作用时间比短效兴奋剂长，不存在行为反跳作用及可能的物质滥用风险。该类药物服用 1~2 周后开始起效，通常为了取得更大、更长久的疗效，治疗剂量较高。因 TCAs 作用机制复杂，可能影响中枢神经系统多个神经递质，不良反应较多，因此需注意药物不良反应的监测，尤其是心脏方面不良反应的监测。对于有心脏传导异常史的患者，TCAs 应慎用。

MAIO 也曾用于儿童和青少年 ADHD 的治疗，一项小样本临床对照研究显示，司来吉兰（selegiline）能有效改善 ADHD 患儿的学习能力和在课堂上的行为表现，但在治疗成人 ADHD 的研究中尚未得出一致性结论。且由于 MAIO 不良反应较大，易受饮食影响，药物间相互作用较多，故目前临床应用很少。

安非他酮为一类非典型儿茶酚胺能抗抑郁药，有类似兴奋剂作用的特性，其化学结构与苯丙胺相似，但不存在滥用可能性，且无镇静、嗜睡作用。近来的临床对照试验证实该药能够有效治疗成人 ADHD，同等剂量药物在改善抑郁症状的同时，也能有效改善 ADHD 症状。该药通常耐受良好，有些患者服用后出现坐立不安、失眠、头痛、恶心、出汗等不良反应。有诱发癫痫的报道，不能用于贪食症或既往曾有癫痫发作的患者。

文拉法辛治疗成人 ADHD 的有效性存有争议。有开放性试验研究表明该药能够有效治疗成人 ADHD，但双盲、安慰剂对照研究未能得到一致结果。因此，文拉法辛治疗成人 ADHD 的疗效还需进一步研究探讨。

当兴奋剂或托莫西汀疗效不理想或者不能耐受时，可考虑应用抗抑郁剂进行治疗。对于合并抑郁症状的 ADHD 患者，可首选抗抑郁剂。抗抑郁剂通常能较好地改善多动、注意分散症状，但对冲动症状改善不明显。有文献报道抗抑郁剂在改善兴奋不安、注意缺陷、冲动性症状方面疗效与中枢兴奋剂相当。但也有研究认为抗抑郁剂除了能够改善心境恶劣外，其总体疗效不如中枢兴奋剂和托莫西汀。抗抑郁剂常单独或与中枢兴奋剂联合用于 ADHD 的治疗。

（2）抗高血压药：α_2肾上腺素能受体激动剂可乐定和胍法辛能够增加神经末梢中去甲肾上腺素的含量，改善 ADHD 症状，因此适用于合并有冲动、攻击行为及不能耐受中枢兴奋剂治疗的 ADHD 患者。因可乐定改善冲动、多动、激惹症状比改善注意障碍显著，故往往与抗抑郁剂或兴奋剂合用。此外，可乐定和胍法辛还能减少 Tourette 综合征的抽动症状。

可乐定作为二线药物，在儿童和青少年病例中研究较多，目前在成人中研究报道较少，其疗效尚有待于进一步观察。可乐定最常见的不良反应是镇静、嗜睡、低血压、头痛、头晕、胃部不适等，罕见情况下会引起心律不齐，对于有低血压、心脏病史及相关家族史者应禁用。可乐定与兴奋剂合用，可减少兴奋剂的不良反应，如：失眠、行为激惹等。但关于两者联合应用，目前尚有争议，因有联合用药导致患儿猝死的报道，但并不能因此确定死因是否与联合用药有关，且随后又有一些研究认为联合用药是安全的。为慎重起见，临床上合并使用两种药物时，应常规进行血压监测和心电图检查，注意有无心律失常等情况的发生。

除上述药物外，还有 1 项为期 6 周的随机、双盲、安慰剂对照研究，显示美他多辛（metadoxine）缓释剂（1 400 mg/d）可有效治疗成人 ADHD，并有良好的耐受性。

（三）社会心理干预

心理治疗是整个治疗计划中非常重要的一个组成部分，许多研究均证实了心理治疗对于成人 ADHD 的有效性，心理干预方法主要包括行为治疗（包括环境干预和职业技巧训练）、个体心理治疗、家庭治疗。

1. 行为治疗及行为干预策略　行为治疗代表一组特异的干预方法，其治疗目的是通过对患者的行为予以正性或负性强化，改变患者不适应性行为，使其学会自我管理和自我控制，重塑新的有效行为，改善其社会功能。尽管行为治疗有一套共同的原则，但也包括不同的技术和许多策略，通常将各种技术和策略相结合组成一个综合治疗计划。主要策略如下。

（1）个体认知行为治疗，提高患者的自尊感：主要内容有帮助患者了解其行为特征，学习如何去解决问题，预先估计自己的行为可能带来的后果，克制自己的冲动行为，帮助建立恰当的行为方式，纠正原有的认知缺陷，从而避免不良行为的重复发生，减少挫折感，改变自我的负性认知模式，重新建构新的适应性行为和思维模式，提高患者的自尊感。

Weiss 于 2012 年对药物联合认知行为治疗与安慰剂联合认知行为治疗的疗效进行了研究，结果表明两组核心症状和功能均有明显改善。Virta 等研究还发现，经过认知行为治疗的成人 ADHD 组，核心症状、执行功能、社会功能改善均优于对照组。Newark 等通过对 20 余例 ADHD 患者心理治疗研究的综述，指出认知行为治疗是成人 ADHD 核心症状和共患焦虑抑郁症状的最有效的心理治疗方法之一。

（2）放松训练，应激管理：ADHD 患者因对应激高度敏感，自我控制力差，易产生冲动攻击行为，导致人际关系紧张，患者为此常常事后后悔，引起情绪不稳、焦虑抑郁、挫折感。可通过行为放松训练，如：深呼吸、渐进性放松技术，指导患者如何调整稳定情绪，减少焦虑和应激反应。在情绪爆发、欲产生冲动行为时，让患者在心里默数 1 到 10，使自己镇定下来，以控制冲动情绪。

（3）行为指导训练，教会患者管理家庭和工作活动的策略：主要是教导患者学会计划编制（planning），合理组织安排生活。鼓励患者制定日常生活计划表，给患者布置作业，要求患者遵循计划完成任务，以提高时间管理效率。可以利用电子定时器或闹钟等工具，为计划表中的任务设置“闹铃”，定时地提醒患者应该完成的计划事件，减少患者因疏忽健忘、注意分散所致的目的性任务完成困难。这对于组织管理困难（organizational difficulty）或学习能力不足（learning disabilities）的 ADHD 患者来说，是一个十分有效的管理方法。

（4）职业指导训练：由经过专门培训的有经验的职业辅导老师定期指导患者，帮助患者确立合理的职业理想目标，发现自己职业表现中的不足，帮助分析产生问题的原因，通过具体实践来检查、调整治疗指导策略，以达到促进患者提高工作能力、建立良好工作关系、改善职场工作表现的目标。

2. 个体心理治疗　个体心理治疗并非指一种特殊的治疗技术，而是就心理治疗所采用的形式而言。成人 ADHD 患者往往存在自卑、挫折感、高失业率、人际交往困难等问题。个体心理治疗关注患者这些症状的核心问题——自我价值，采取内隐取向治疗、认知行为治疗等方法和技术，帮助患者识别与 ADHD 相关的不恰当的认知和行为，提高患者自我管理工作能力，提高自信心和社交技能。

3. 集体心理治疗　要求患者在集体中无拘无束地暴露自己的感受和体验，同时接受其他患者的评论，学习其他患者的良好示范，从集体中获取经验，建立能获得帮助的支持性系统，促使患者社会功能康复。集体心理治疗常采用心理剧的技术，如角色扮演技术，使患者能设身处地地体会不同“角色”的思想和感受，更加客观地看待自己的行为和反应。

4. 家庭和夫妻治疗　成人患者由于其症状，如遗忘应当对家人承担的责任、一时冲动性的言行、情绪爆发等，常常面临家庭职能受损，引起婚姻关系紧张，造成与家庭成员间的冲突。家庭治疗（夫妻治疗）通过鼓励患者与配偶和家庭成员的沟通，提高其社交沟通能力，学会解决冲突的方法和技巧，并教育患者的配偶有关 ADHD 的知识，使其明白注意分散、做事疏忽健忘并不是患者有意的品行表现，从而促进夫妻间的相互理解和支持。这些策略对于改善夫妻关系、解决家庭问题起到很大作用。

（四）治疗效果评价

评价治疗效果需要从多种途径仔细收集信息，包括临床医师、患者及其配偶和家人。目前有关成人 ADHD 疗效的系统研究文献少。国外临床资料显示，大多数患者对治疗方案（包括药物治疗和/或心理治疗）都会有反应。若持续疗效欠佳可能反映：①用药是否合理，药物剂量、用药频率是否恰当；②不切实际的目标症状；③合并疾病影响了 ADHD 的疗效；④诊断错误；⑤治疗方案的依从性不佳；⑥治疗失败。

成人 ADHD 患者往往存在多种共患疾病，如：焦虑障碍、抑郁障碍、冲动控制障碍、人格障碍、物质滥用等，这些疾病通常使 ADHD 的治疗复杂化。如药物治疗只考虑改善 ADHD 的主要症状，而忽视对共病症状的处理，则势必会影响最后疗效，因此应对这些共患疾病给予充分评价和治疗。另一方面，临床上一些精神障碍，如：抑郁、焦虑、学习困难等会出现不典型的症状表现，多动、注意分散、冲动症状可能是这些疾病的临床表现形式。如果混淆诊断，把这些症状误当作是 ADHD 的症状而给予兴奋剂治疗，会使原来的疾病症状加重。因此，当目标症状是切实的、却缺乏明显疗效时，应当考虑诊断是否正确。此时应对 ADHD 诊断的正确性进行重新评价，包括对最初用来做出诊断的资料进行再评述。

临床医师应对药物治疗和心理治疗的疗效均予以评价。许多研究支持了心理治疗用来辅助治疗 ADHD 的有效性，但也有人认为心理治疗对 ADHD 患者并无明显治疗作用，造成这种差异与涉及心理治疗疗效评价的方法学手段较为困难有关，研究往往存在较多不可控因素，导致可操作性差。Hill 认为 ADHD 心理治疗的有效性取决于个案是否被仔细选择和比较。

本指南为成人 ADHD 的临床治疗实践提出了建议。指南主要强调：①ADHD 是一种慢性疾病，需要对患者的临床症状进行全面评价和正确识别诊断，明确治疗目标，并制定相应的治疗计划；②应综合运用药物治疗和心理社会干预策略；③应对治疗效果进行分析评价。

六、注意缺陷多动障碍共病的治疗

如前所述，ADHD 的临床表现非常复杂，多数患者伴有一种、甚至多种共患病。AHDH 共患其他障碍会使患者的社会功能受到更大损害，并影响患者的预后，因此，积极治疗 ADHD 的共患病非常重要。目前，关于 ADHD 儿童共患病治疗的研究报道较多，对于 ADHD 成人共患病治疗的研究报道还很少。可参照 ADHD 儿童共患病的治疗原则或经验治疗 ADHD 成人的共患病。

（一）对立违抗障碍（ODD）的治疗

ODD 是 ADHD 儿童最为常见的共患病。对于 ADHD 儿童共患的 ODD，应在治疗 ADHD 的同时，予以心理、药物、父母培训等综合治疗。

1. 心理治疗 对于共患 ODD 的 ADHD 儿童，可根据患儿的具体情况和需要，予以适当的心理治疗。主要治疗方式包括认知疗法、认知行为治疗、行为矫正治疗、家庭治疗等。在上述治疗方法中，关于认知行为治疗的研究报道较多。这些研究表明认知行为治疗是治疗 ODD 的有效方法，其疗效与父母培训基本相当。认知行为治疗之所以有效，主要原因在于 ODD 儿童常常缺乏处理问题的方法和技巧，因此，运用认知行为治疗，设计人际交往情景，利用示范、排演、角色扮演、自我评价的内部语言等具体方法，帮助患儿学会有效控制愤怒情绪和解决问题的技巧、方法，对改善患儿症状将会有所帮助。除认知行为治疗外，行为矫正治疗也是一种重要的治疗方法。Kolko 等对共患 ODD 或品行障碍（CD）的 ADHD 儿童进行行为矫正治疗，发现行为矫正治疗可有效改善患儿的对立违抗行为和 CD 症状。因此，对于共患 ODD 的 ADHD 儿童，运用行为矫正治疗改善患儿的对立违抗行为非常重要。在多种行为矫正方法中，可运用正性强化法、塑造法、代币制等方法帮助患儿建立良好行为，可运用消退法、罚时出局、反应代价等方法减少患儿不良行为，还可运用行为契约进行行为矫正。行为矫正治疗虽然有效，但需要有目的、有计划、持之以恒地去实施，才有可能取得疗效。

2. 父母培训 已有研究表明父母培训可有效治疗 ODD，因此，对于共患 ODD 的 ADHD 儿童进行父母培训非常重要。通过父母培训，帮助父母了解患儿的行为特征；了解不良的教育方法、存在问题的亲子关系以及父母本身的处理问题方式，都会对 ODD 的产生和持续存在产生不良影响；学会用尊重患儿、理解患儿、协商、鼓励及表扬的方法教育患儿；建立合理的、与患儿年龄相应的行为规则，并帮助患儿遵守；掌握对患儿问题行为进行矫正的具体方法；帮助父母处理父母本身的应激，鼓励父母与老师、临床医师配合等。从而使父母主动与临床医师配合，改善教育子女和与子女沟通中存在的问题，并运用行为矫正的方法矫正患儿的不良行为。

3. 社会技能训练 虽然关于该方法治疗 ODD 的研究报道很少，但已有研究表明该方法能够有效帮助患儿学会倾听，改善患儿与他人的交流，增强患儿处理问题的灵活性，增强患儿对挫折的承受能力。这些都有助于患儿对立违抗行为的改善。

4. 药物治疗 目前研究显示，ADHD 治疗药物治疗 ADHD 儿童共患的 ODD、CD 疗效肯定，是治疗 ADHD 儿童共患 ODD 的首选治疗药物。

兴奋剂是治疗共患 ODD 的 ADHD 儿童的首选药物之一。已有双盲、安慰剂对照研究表明，哌甲酯能够有效控制共患 ODD 或 CD 的 ADHD 儿童的冲动和攻击行为，而且低剂量组（$0.3\ mg \cdot kg^{-1} \cdot d^{-1}$）与高剂量组（$0.6\ mg \cdot kg^{-1} \cdot d^{-1}$）疗效相当。还有随机、双盲、安慰剂对照研究表明混合苯丙胺盐长效制剂可有效改善 ADHD 患儿共患的 ODD。因此，对于共患 ODD 的 ADHD

儿童，如无兴奋剂使用的禁忌证，可考虑选择兴奋剂予以治疗，从而改善 ADHD 和 ODD 两组症状。

托莫西汀也是治疗共患 ODD 的 ADHD 儿童的首选药物之一。有研究对托莫西汀治疗共患 ODD 的 ADHD 儿童的随机对照研究进行汇总分析和 Meta 分析，结果均表明该药可有效改善 ADHD 儿童共患的 ODD。另有随机、双盲、安慰剂对照研究显示，对于心理治疗和父母支持疗效欠佳的共患 ODD 的 ADHD 儿童，1.2 $mg \cdot kg^{-1} \cdot d^{-1}$ 托莫西汀可有效改善患儿的 ADHD 症状和 ODD 症状，而且患儿对托莫西汀耐受良好。此外，还有研究显示托莫西汀可改善共患 ODD 和 CD 的 ADHD 儿童的生活质量。因此，对于共患 ODD 的 ADHD 儿童，托莫西汀也是较好的选择。

还有随机、双盲研究表明哌甲酯、哌甲酯合并可乐定、可乐定 3 种方法治疗共患 ODD 或 CD 的 ADHD 儿童疗效基本相同，均能够有效改善患儿的注意缺陷、冲动、对抗行为和 CD 症状，药物耐受性均较好。因此，对于不适于使用兴奋剂、托莫西汀或兴奋剂、托莫西汀治疗效果不满意的患儿，选择可乐定对改善患儿的 ADHD 和 ODD 两组症状可能均会有所帮助。但是，应注意可乐定的心血管系统不良反应，监测患儿心率、血压、心电图等方面的变化。同时，既往有哌甲酯与可乐定合并使用出现猝死的个案报道。虽然猝死和联合用药之间的关系尚不明确，但是如果联合使用哌甲酯和可乐定，更应注意药物对心血管系统的不良反应。

除治疗 ADHD 药物外，抗精神病药也被用于 ADHD 共患的 ODD 的治疗，其中有关利培酮的研究和支持依据比较多。有双盲、对照研究表明利培酮（0.01~0.06 mg/kg 或1.5~4.0 mg/d）可有效治疗 CD 或 ODD 儿童的情绪不稳、发脾气、多动、攻击行为及过度敏感，不良反应少。同时，无论单用利培酮或利培酮合并兴奋剂，都能够有效治疗共患 ODD 或 CD 的 ADHD 儿童的多动和破坏性行为，疗效和不良反应均无显著性差异。利培酮已被 FDA 批准用于治疗破坏性行为障碍。还有开放性研究显示，托莫西汀合并奥氮平治疗可减少 ADHD 症状，同时改善患儿的攻击行为。

此外，有双盲、对照研究表明双丙戊酸钠（0.75～1.50 g/d）可有效治疗 CD 或 ODD 儿童的情绪不稳、发脾气及攻击行为，减少对立违抗行为。因此，对于共患 ODD 的 ADHD 儿童，也可考虑合并双丙戊酸钠治疗。但是，目前尚缺乏双丙戊酸钠与哌甲酯、托莫西汀联合使用的深入研究，如联合使用，应注意药物之间的相互作用及患儿对药物的耐受情况。

（二）CD 的治疗

CD 也是 ADHD 儿童的常见共患病。对于共患 CD 的 ADHD 儿童，应在 ADHD 治疗的同时，针对 CD 予以心理、药物、父母培训等综合治疗。

1. 心理治疗 心理治疗是 CD 的重要治疗方法。可根据患儿的具体情况和需要，选择适当的心理治疗方法，其中认知行为治疗、行为矫正治疗和家庭治疗最为重要。目前，认知行为治疗的疗效已经得到较好证明。通过认知行为治疗，改善患儿在沟通交流技巧、解决问题技巧、冲动控制、愤怒处理等方面存在的问题，使患儿能够客观分析和评价情境，运用合理的方法解决问题，从而减少患儿的反社会行为，增加患儿的亲社会行为，改善患儿症状。除认知行为治疗外，已有研究证明行为矫正治疗和家庭治疗也能够有效改善 CD 的症状。因此，对于共患 CD 的 ADHD 儿童，进行行为矫正治疗和家庭治疗（尤其是功能式家庭治疗）也非常重要。关于行为矫正治疗，请参见 ODD 治疗。

2. 父母培训 父母培训是 CD 治疗中研究较多、并被证明有效的一种治疗方法。通过父母培训，帮助父母掌握管理患儿的技巧和方法，如：如何及时发现患儿的适当行为，并用鼓励的方法对待患儿的适当行为；如何帮助患儿建立亲社会行为，并用正性强化的方法强化亲社会行为；如何了解患儿的问题行为，并用温和的、非躯体的惩罚方法矫正患儿的问题行为；如何与孩子制定协约；如何用适当的方式与患儿沟通等。从而改善家庭中父母和孩子的相互作用，帮助患儿建立良好的亲社会行为，减少患儿的对立和攻击行为，改善患儿症状。

3. 社会技能训练 参见 ODD。

4. 药物治疗 对于共患 CD 的 ADHD 儿童，当非药物治疗方法效果不明显或存在明显情绪不稳、冲动、攻击行为时，予以适当的药物治疗有所必要。

目前研究显示，ADHD 药物治疗 ADHD 儿童共患的 ODD 和 CD 疗效肯定，是治疗 ADHD 儿童共患 CD 的首选治疗药物。具体参见 ODD 治疗。

对于不适于上述治疗或上述治疗疗效不满意的患儿，可选用利培酮进行治疗，具体参见 ODD 治疗。虽然有双盲、安慰剂对照研究表明氟哌啶醇、哌咪清、甲硫哒嗪能够有效控制 CD 儿童的冲动、攻击及发脾气等症状，但是由于这些药物的不良反应，使其使用受到限制。目前，还有开放性研究表明5~20 mg/d 奥氮平可有效改善其他方法治疗无效的 CD 儿童、少年的攻击行为，不良反应小。

此外，双盲、安慰剂对照研究尚表明，碳酸锂、双丙戊酸钠可有效治疗 CD 儿童的情绪不稳、发脾气及攻击行为。因此，对于共患 CD 的 ADHD 儿童，也可考虑选用碳酸锂、双丙戊酸钠治疗。但是，碳酸锂与哌甲酯或托莫西汀、双丙戊酸钠与哌甲酯或托莫西汀联合使用的研究报道尚很少，故如联合使用，应注意药物之间的相互作用及患儿对药物的耐受情况。同时，由于碳酸锂存在甲状腺、肾脏等方面的不良反应和易于出现中毒反应的特点，故该药一般用于 12 岁以上青少年。

在此尚需强调，因每个患儿都是不同系统中的一部分，如家庭、学校或社区等，因此应根据患儿的具体需要，进行多系统的治疗，如家庭治疗、社区治疗等，从而取得更好的治疗效果。

（三）焦虑障碍的治疗

对于伴有焦虑症状的 ADHD 儿童，应首先判断焦虑症状的出现是否与 ADHD 治疗药物相关。如果与 ADHD 治疗药物相关，应调整 ADHD 治疗药物剂量或种类。如考虑焦虑障碍，在治疗 ADHD 的同时，应从以下几方面予以相应治疗。

1. 消除社会心理因素 焦虑障碍的发生常常与患儿个性特征、家庭因素及社会心理因素相关。因此，帮助患儿消除不良的家庭因素或社会心理因素，将有助于患儿焦虑障碍的改善。

2. 心理治疗 心理治疗是焦虑障碍的重要治疗方法。对于 ADHD 儿童共患的焦虑障碍，应根据患儿的具体情况和需要选择适当的方法，对患儿进行心理治疗。目前，可采用的心理治疗方式较多，包括支持性心理治疗、认知疗法、认知行为治疗、行为治疗、精神动力治疗、游戏治疗、家庭治疗等。其中，认知行为治疗使用日益广泛，并有随机对照研究结果表明其具有较好的疗效。认知行为治疗的内容涉及以下几个方面：辨认焦虑情感和焦虑的躯体反应，对激发焦虑情景的认知重建，应用自我谈话技术，对恐惧刺激的暴露，对自我表现的评价，自我强化。家庭治疗也是重要的治疗方法。认知行为治疗合并家庭干预，将会取得更好的疗效。

3. 放松训练 对共患焦虑障碍的 ADHD 儿童进行放松训练，帮助患儿学会自我放松，对缓解焦虑症状也有一定帮助。

4. 家庭指导 对患儿父母指导教育，帮助父母认识患儿疾病的特点，改善对待患儿疾病的态度，克服自身弱点或神经质倾向，消除家庭环境中的负性影响。这些都将有利于 ADHD 儿童共患焦虑障碍的缓解。

5. 药物治疗　对于共患焦虑障碍的 ADHD 儿童，可选择托莫西汀进行治疗。Geller 等研究显示，托莫西汀可有效改善 ADHD 儿童共患的焦虑障碍，包括广泛焦虑障碍、分离焦虑障碍、社交焦虑障碍。还有双盲、安慰剂对照研究得到同样结论。同时有双盲、对照研究显示托莫西汀治疗无论是否合并氟西汀，患儿的焦虑症状均得到改善。此外，对于共患社交焦虑障碍的 ADHD 成人，托莫西汀对 ADHD 和社交焦虑障碍均有改善作用。因此，对于共患焦虑障碍的 ADHD 患者，托莫西汀是一个能够改善 ADHD 和焦虑障碍两组症状的有效药物。

对于 ADHD 患儿共患的焦虑障碍，选择性 5-羟色胺再摄取抑制剂（SSRIs）也是一类可以选择使用的药物。目前，已有双盲、安慰剂对照研究表明，舍曲林、氟西汀、氟伏沙明等可有效改善患儿的焦虑症状，安全性也较好，而且氟伏沙明治疗无效者换服氟西汀，依然有效。还有 Meta 分析显示 SSRIs 可有效治疗儿童焦虑障碍。因此，SSRIs 已成为儿童、青少年焦虑障碍治疗中较常使用的药物。对于共患焦虑障碍的 ADHD 儿童，当托莫西汀或上述非药物治疗效果不明显时，可在治疗 ADHD 的同时，选用 SSRIs 进行治疗。但是，因 SSRIs 与兴奋剂、托莫西汀等联合使用的研究报道尚不多，因此需注意联合用药时药物之间的相互作用及患儿对药物的耐受情况。目前 FDA 已批准舍曲林用于≥6 岁儿童的强迫症治疗，氟伏沙明用于≥8 岁儿童的强迫症治疗，氟西汀用于≥7 岁儿童的强迫症治疗。

目前，虽然三环类抗抑郁药（TCAs）可有效治疗 ADHD，但是尚无 TCAs 治疗儿童焦虑障碍的双盲、对照研究，因此，其治疗 ADHD 儿童共患焦虑障碍的疗效还有待于进一步观察。虽然抗焦虑药广泛用于成人焦虑障碍的治疗，但目前缺乏抗焦虑药治疗儿童焦虑障碍的双盲、对照研究。有个别资料支持对于年龄较大儿童、青少年的难治症状，可使用丁螺环酮、阿普唑仑、劳拉西泮、氯硝西泮。因此，对于高度焦虑的患儿或在SSRIs疗效尚未出现之前，可短期使用上述药物予以治疗。

（四）心境障碍的治疗

1. 抑郁障碍的治疗 抑郁障碍主要包括重性抑郁障碍和心境恶劣障碍。对于共患该障碍的患儿，如抑郁症状较重，严重影响社会功能，应优先予以治疗，并防范自杀和自伤。如抑郁症状轻，抑郁障碍和ADHD可同时予以治疗。

（1）自杀防范和住院治疗：ADHD儿童无论共患重性抑郁障碍或心境恶劣障碍，只要存在严重自杀观念或自杀行为，均应密切注意其安全，严防自杀、自伤等意外，并建议患儿住院治疗，进行及时、系统的治疗。

（2）药物治疗：已有随机、双盲、安慰剂对照研究表明，氟西汀、舍曲林、艾司西酞普兰均可有效治疗儿童、青少年重性抑郁障碍，安全性也较好。FDA已批准氟西汀用于8~18岁重性抑郁障碍患儿的急性期治疗和维持治疗，艾司西酞普兰用于12~17岁重性抑郁障碍患儿的急性期治疗和维持治疗。因此，对于共患抑郁障碍的ADHD儿童，可选择上述药物进行治疗。除急性期治疗外，对重性抑郁障碍还应系统进行巩固期和维持期治疗，以巩固疗效，预防复发。同时还应注意抗抑郁药物可能增加抑郁障碍儿童、青少年自杀的风险，并加强监测。目前，我国尚无儿童、青少年重性抑郁障碍诊疗指南，故可参考成人重性抑郁障碍的相应原则进行治疗，具体参见《中国重性抑郁障碍诊疗指南》。

对于共患抑郁障碍的ADHD儿童，如果抑郁症状轻，应同时进行抑郁障碍和ADHD的治疗。可考虑选择兴奋剂或托莫西汀合并使用抗抑郁药治疗。虽然TCAs能够有效治疗ADHD，但是Hazell等对12项使用TCAs治疗6~18岁重性抑郁障碍患儿的随机对照研究进行了荟萃分析，结果表明该类药物治疗儿童、青少年重性抑郁障碍的疗效并不优于安慰剂。尽管如此，但某些个体对 TCAs 的治疗反应比其他抗抑郁药更好，而且该类药物可有效治疗 ADHD，因此对抑郁障碍的 ADHD 儿童，当其他药物治疗效果不佳时，也可考虑选择 TCAs 予以治疗。还有研究初步表明，安非他酮可有效改善共患抑郁障碍的 ADHD 儿童的 ADHD 和抑郁两组症状，因此也是一种可以考虑选择的治疗方法。

托莫西汀作为治疗 ADHD 的非兴奋剂类药物，可能具有抗抑郁作用。曾有安慰剂对照研究表明该药可以改善抑郁。但之后的随机、双盲、安慰剂对照研究显示，该药治疗共患重性抑郁障碍的 ADHD 儿童，其抗抑郁疗效并不优于安慰剂。故该药治疗 ADHD 儿童共患重性抑郁障碍的疗效有待于进一步研究探讨。

（3）心理治疗：心理治疗也是抑郁障碍的一种治疗方法，主要用于轻~中度抑郁障碍的治疗。对于共患抑郁障碍的 ADHD 儿童，可根据患儿的具体情况，选择适当的心理治疗。

在各种心理治疗方式中，认知行为治疗是研究最多的治疗方式，并有随机对照研究证明其有效性。该治疗主要通过改变患儿的认知歪曲、鼓励增进正性心境活动来缓解患儿的抑郁症状，同时帮助患儿掌握解决问题的技巧，更好地处理负性生活事件。除认知行为治疗外，尚需加强对患儿的支持性心理治疗，并根据患儿具体情况予以人际关系等治疗。家庭指导和家庭治疗对共患抑郁障碍的 ADHD 儿童也非常重要，帮助父母认识患儿疾病的特点，了解治疗中应注意的事项，建立治疗联盟，更好地促进患儿的康复，减少和预防疾病的复发。

目前已有研究表明，药物治疗合并心理治疗可提高重性抑郁障碍患儿的疗效。在维持治疗期间，心理治疗可减少患儿重性抑郁障碍的复发。

2. 双相障碍的治疗　对于共患双相障碍的 ADHD 儿童，如处于轻躁狂、躁狂或抑郁发作阶段，应首先治疗双相障碍。如双相障碍处于巩固治疗或维持治疗阶段，应关注 ADHD 症状及其对患儿社会功能的损害，并考虑同时进行双相障碍和 ADHD 的治疗。

（1）药物治疗：情绪稳定剂是治疗儿童、青少年双相障碍的最主要药物。已有双盲、安慰剂对照研究表明锂盐可有效治疗青少年双相障碍，故该药已被 FDA 批准用于 12～17 岁双相障碍患者的急性躁狂治疗和维持治疗。目前，尚无卡马西平、丙戊酸治疗儿童、青少年双相障碍的双盲对照研究。但是鉴于开放性研究结果和成人双盲、对照研究结果，上述药物也常被用于儿童、青少年双相障碍的治疗。近十年来，由于二代抗精神病药治疗急性躁狂的肯定疗效，因此也被日益广泛运用于儿童、青少年双相障碍的治疗。基于既往二代抗精神病药治疗青少年双相障碍的随机、双盲、安慰剂对照研究结果，美国 FDA 已批准利培酮、阿立哌唑、喹硫平用于 10～17 岁青少年双相障碍急性躁狂的治疗，批准奥氮平用于 13～17 岁青少年双相障碍急性躁狂的治疗。因此，对于共患双相障碍的 ADHD 儿童，可根据患儿具体情况选择上述药物对共患的双相障碍进行治疗。除急性期治疗外，还应对患儿进行巩固期和维持期治疗，以巩固疗效，预防复发。目前，我国尚无儿童、青少年双相障碍诊疗指南，故可参考成人双相障碍的相应原则进行治疗，具体请参见《中国双相障碍诊疗防治指南》。

当患儿双相障碍缓解后，应考虑在双相障碍巩固和维持治疗的同时，进行 ADHD 治疗。在该过程中，应关注 ADHD 治疗药物增加患儿转躁风险的问题。目前，对于兴奋剂或托莫西汀治疗共患双相障碍的 ADHD 症状时，是否有转躁风险和转躁风险有多大，尚缺乏充分研究。Scheffer 等对共患双相障碍、服用双丙戊酸钠的 ADHD 患儿进行苯丙胺治疗的随机、安慰剂对照研究，结果表明双丙戊酸钠合并苯丙胺可有效治疗两组症状，不良反应小。Mina 等运用托莫西汀治疗 7 例共患双相障碍并用情绪稳定剂治疗的 ADHD 儿童，6 例儿童的 ADHD 症状得到明显改善，未出现轻躁狂或躁狂发作，托莫西汀治疗的不良反应包括镇静、恶心、食欲减退。Chang 等报道，9 例共患双相障碍的 ADHD 儿童，在情绪稳定剂或抗精神病药治疗基础上合并使用托莫西汀，患儿 ADHD 症状得以改善，无躁狂或混合发作，但 2 例患儿心境症状加重。以上研究提示对于共患双相障碍并用情绪稳定剂治疗的 ADHD 儿童，运用兴奋剂或托莫西汀治疗患儿的 ADHD 症状可能安全、有效。尽管如此，仍应关注兴奋剂或托莫西汀治疗共患双相障碍的 ADHD 患儿时，是否可能诱发躁狂发作的问题。

（2）心理治疗：对于共患双相障碍的 ADHD 儿童，可根据患儿的具体情况予以适当的心理治疗，治疗方式包括支持性心理治疗、认知行为治疗、人际关系治疗、家庭指导与治疗等。Danielson 提出了以经验为基础的青少年双相障碍的认知行为治疗模式，这个模式包括：心理教育、促进对药物治疗的依从性、情绪的监测、预见应激源和合理解决问题、辨识和改正没有帮助的思想、睡眠的调整和放松、家庭的沟通与交流。通过各种心理治疗，增进患儿家庭成员的沟通，帮助患儿掌握合理地解决问题的方法，促进患儿对药物治疗的依从性，帮助家长和儿童早期发现情绪的变化，从而促进患儿康复，减少和预防疾病的复发。

（五）抽动障碍的治疗

有 Meta 分析显示，对于共患抽动障碍的 ADHD 患儿，α_2受体激动剂可有效改善 ADHD 和抽动两组症状；托莫西汀在改善 ADHD 症状的同时，可有效改善抽动症状；兴奋剂在改善 ADHD 症状的同时，似乎并不加重抽动症状，兴奋剂对抽动症状的作用尚需进一步研究。因此，可乐定可作为共患抽动障碍 ADHD

患儿的一线治疗药物，托莫西汀也应该成为该类患儿的优先选择。有许多临床医师同时予以兴奋剂和 α_2 受体激动剂治疗，但部分临床医师可能对同时给予利他林和可乐定存有顾虑。对于抽动症状严重、上述治疗抽动改善困难的患儿，在治疗 ADHD 症状的同时，可合并使用非典型抗精神病药（如阿立哌唑等）或经典抗精神病药（如氟哌啶醇等）。与此同时，心理治疗和社会心理支持对于不同严重程度的患儿均很重要，虽然这没有成为本规则的组成部分，但应该是综合性治疗计划中不可缺少的部分。

共患抽动障碍的 ADHD 药物治疗规则详见图 6-2。

（六）学习障碍的治疗

学习障碍是 ADHD 儿童常常共患的一种障碍。学习障碍出现的原因主要包括：注意障碍和活动过度；智力发展不平衡，言语智商相对落后于操作智商；工作记忆受损；空间知觉异常；存在特定学校技能发育障碍，如特定阅读障碍等。对于存在学习障碍的儿童，应做必要的测试和评定，仔细分析其可能原因，针对可能原因予以相应的治疗和帮助。

1. 针对 ADHD 的系统治疗 是共患学习障碍 ADHD 儿童的最基本、同时又非常重要的治疗方法。通过系统治疗改善患儿的注意障碍和活动过度，同时，兴奋剂和托莫西汀还可有效改善患儿的认知功能，从而有利于患儿学习状态的改善和学习成绩的提高。但是，目前有随机、双盲、安慰剂对照研究表明，共患学习障碍 ADHD 儿童对哌甲酯的治疗反应差于无共患病的 ADHD 儿童，前者有效率为 55%，后者有效率为 75%，在数学方面存在障碍的 ADHD 儿童更是如此。因此，对于共患学习障碍的 ADHD 儿童，可能需用更多的方法改善患儿的 ADHD 症状。同时，如果学习障碍程度严重，针对 ADHD 的治疗并不能够完全改善患儿的学习障碍，因此，予以其他方式的治疗干预非常

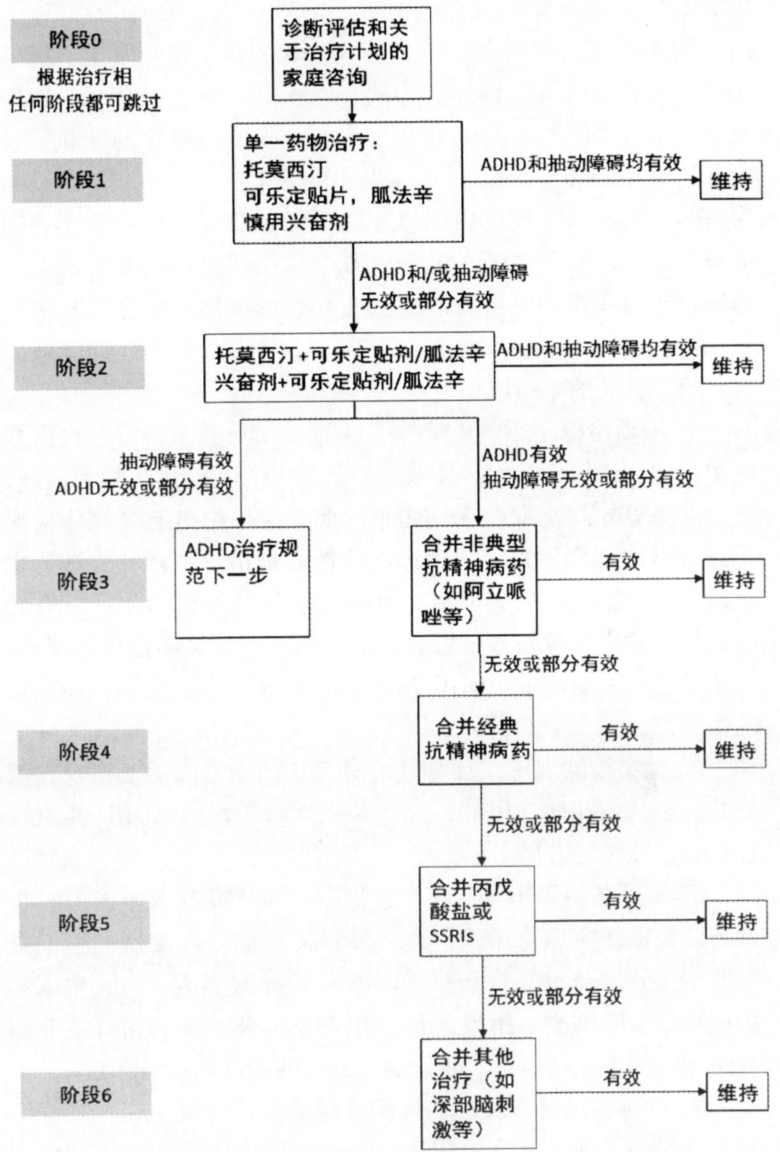

图 6-2　共患抽动障碍的注意缺陷多动障碍（ADHD）药物治疗建议

重要。

2. 教育辅导和干预 因针对ADHD的系统治疗常常不能够完全改善患儿的学习障碍，因此，对于共患学习障碍的ADHD儿童，予以系统的教育辅导和干预非常重要。教育辅导和干预应基于患儿的具体困难，符合患儿的特殊需要，并涉及学校和家庭两个领域。学校应根据患儿的具体困难和需要，确定合理的教学目标，制定系统的教学计划，采用适当的教学方式，合理安排时间和课程，努力改善患儿存在的困难。家庭应和学校积极配合，在家庭中对患儿加强辅导。从而改善患儿的学习障碍，提高患儿的学习成绩。

3. 心理治疗 因共患学习障碍的ADHD儿童常常处在慢性应激之中，自信心、伙伴关系、与父母的相互作用、学习兴趣、学习动机等方面常常存在问题。因此，应根据患儿的具体情况予以适当的心理治疗，包括：支持性心理治疗、认知疗法、家庭治疗、小组治疗等。同时，有研究表明认知行为治疗可有效改善学习障碍儿童的考试焦虑，增强患儿的自尊和自信。因此，对于共患学习障碍的ADHD儿童，认知行为治疗也是一种重要的治疗方法。

4. 社会技能训练 有研究表明75%的学习障碍儿童存在明显的社会技能缺陷。因此，对于共患学习障碍的ADHD儿童加强社会技能训练有所必要。

5. 家庭支持和指导 因共患学习障碍ADHD儿童的家长也常常处在慢性应激之中，因此，加强父母的心理支持和咨询指导非常重要。通过支持和指导，改善父母的情绪状态，帮助父母理解孩子的困难，指导父母合理调整期望，并运用有效并适合于患儿的方法帮助患儿改善学习方面的困难。

6. 针对特定缺陷及特定阅读障碍的治疗 对于存在视觉空间等障碍的儿童，可运用感觉统合训练等方法帮助患儿改善症状。对于存在特定阅读障碍的患儿，除上述治疗外，还应对患儿进行阅读方面的治疗和训练。有研究表明语音分析、词的辨认、阅读理解等方面的训练均有助于提高患儿的阅读水平，改善患儿的阅读困难。

7. 药物治疗　有学者对吡拉西坦治疗特定阅读障碍的疗效进行了双盲、安慰剂对照研究，表明该药可提高阅读速度和书写速度，患儿对药物耐受良好。因此，对于共患特定阅读障碍的 ADHD 儿童，可选择吡拉西坦予以治疗。

（七）特定运动技能发育障碍

特定运动技能发育障碍是 ADHD 儿童非常常见的共患病，对于共患该障碍的 ADHD 儿童，可选择兴奋剂进行治疗。有报道兴奋剂不仅可以改善 ADHD 症状，也可有效促进大运动技能的获得，改善大运动或精细运动的协调，提高运动的稳定性。同时，还应对患儿进行运动技能训练和感觉统合训练，改善患儿的感觉-运动功能的缺陷，促进运动技能的获得，改善运动的协调性。此外，有研究显示特定运动技能发育障碍儿童自我评价较低，常常伴有焦虑，可获得的社会支持较少。因此，对于共患特定运动技能发育障碍的 ADHD 儿童，根据患儿的具体需要，予以支持性心理治疗、认知疗法、家庭治疗等有所必要。

（八）物质滥用

因兴奋剂存在潜在的成瘾可能性，因此，探讨兴奋剂治疗与 ADHD 儿童共患的物质滥用之间的关系有所必要。目前，已有研究及荟萃分析表明，兴奋剂治疗不仅可以改善 ADHD 症状，而且并不增加或减少 ADHD 儿童发生物质滥用的可能性。因此，对 ADHD 儿童积极进行治疗，从而减少物质滥用的发生风险非常重要。

对于已经共患物质滥用的 ADHD 患儿，ADHD 和物质滥用两种障碍的治疗应同时予以考虑。但是，物质滥用的治疗应首先予以强调，并根据物质滥用的病程和病情严重程度，决定是否需要住院治疗。在物质滥用治疗的同时，对 ADHD 症状予以治疗。

对于 ADHD 儿童共患的物质滥用，可运用以下方法予以治疗。

1. 教育和指导 因儿童、青少年对物质滥用对健康产生的危害常常缺乏了解，对物质滥用对生活产生的不良影响常常缺乏认识，因此，加强健康教育，帮助患儿了解物质滥用的危害，是共患物质滥用 ADHD 儿童的治疗基础。同时，因患儿父母常常缺乏有关疾病的知识，也缺乏有效地管理患儿的方法，因此加强父母培训和指导也非常重要。通过父母培训和指导，帮助父母了解患儿疾病的特点，掌握如何使用行为矫正的方法管理患儿，从而在家庭中有效地帮助患儿减少物质滥用。

2. 心理治疗 心理治疗是物质滥用的一种重要的治疗方法，可根据患儿的具体情况和需要，予以多种形式的心理治疗。在各种形式的心理治疗中，家庭治疗非常重要，已有研究表明家庭治疗可有效治疗物质滥用。认知行为治疗也是一种重要的治疗方式，通过认知行为治疗，帮助患儿学会如何拒绝他人的诱惑，如何控制自己对滥用物质的渴求和想使用的想法。因物质滥用患儿常常缺乏沟通、交流、合理解决问题的方法和技巧，而这种缺陷与物质滥用的持续存在密切相关，因此通过认知行为治疗，帮助患儿掌握沟通、交流、解决问题的方法和技巧，对改善患儿物质滥用的症状也非常重要。此外，还可运用行为契约等行为矫正治疗方法帮助患儿，对于患儿回避用药等良好行为予以正性强化，对于患儿违反契约的行为，可用反应代价等方法予以矫正，从而改善患儿物质滥用症状。

3. 自助小组 对于物质使用障碍患者，自助小组是一种有效的治疗方法。因此，对于共患物质滥用的 ADHD 儿童、青少年，可以通过自助小组予以治疗。

4. 药物治疗　药物治疗涉及 ADHD 和物质滥用两种障碍的治疗。有研究提示安非他酮能够有效治疗 ADHD 和物质滥用，对于共患物质使用障碍、抑郁障碍的 ADHD 青少年，该药能够有效缓解物质使用障碍、抑郁障碍及 ADHD 症状，患儿对药物耐受良好。因此，对于共患物质滥用的 ADHD 患儿，抗抑郁药（安非他酮、TCAs）是一种较好的选择。对于共患物质滥用的 ADHD 患者的 ADHD 症状，有短期、开放性研究提示兴奋剂可有效缓解共患物质滥用障碍的 ADHD 少年及成人的 ADHD 症状；同时，不加重患者的物质滥用或对滥用物质的渴求。因此，为改善共患物质滥用的 ADHD 患者的 ADHD 症状，可选用作用时间较长的兴奋剂。同时，尽管托莫西汀改善 ADHD 患者共患的物质滥用的疗效研究结果尚不一致，但该药可以有效改善共患物质滥用的 ADHD 患者的 ADHD 症状，也不存在成瘾的风险，因此是一个较好的选择。对于共患物质滥用的 ADHD 患者，无论选择何种药物，均应注意成瘾物质和所选择药物之间的相互作用。

5. 其他治疗　包括药物过量、戒断症状、因物质滥用所产生的精神症状或躯体问题的治疗及替代治疗等。

除以上治疗方法外，在此尚需强调，因每个患儿都是不同系统中的一部分，因此治疗应涉及患儿生活的各个环节，包括家庭、学校、社区，这样才能够取得更好的疗效。

（九）破坏性心境失调障碍

破坏性心境失调障碍（DMDD）是 DSM-Ⅴ抑郁障碍中新增的疾病分类，目前尚无系统的研究探讨其治疗方法，也无指南对该障碍的治疗提出具体建议。曾有研究对存在严重心境调节障碍的 ADHD 儿童进行哌甲酯治疗，结果表明哌甲酯能够有效改善患儿症状。还有学者进行碳酸锂治疗该障碍的随机、双盲、安慰剂对照研究，未发现碳酸锂可有效治疗该障碍。但有研究发现对于具有 DMDD 相似表现的青少年（ADHD 伴有攻击行为，兴奋剂治疗效果不佳），双丙戊酸盐联合行为治疗疗效优于兴奋剂合并安慰剂和行为治疗。还有开放性研究显示低剂量的利培酮可有效改善该障碍青少年的易激惹。心理行为治疗也应用于该障碍的治疗，但目前尚无系统研究报道。基于上述初步研究结果，对于共患 DMDD 的 ADHD 儿童，可首先进行充分的 ADHD 治疗，同时合并行为治疗。如果效果不佳，可考虑 ADHD 药物治疗的同时，合并心境稳定剂或非典型抗精神病药。是否可合并 SSRIs 及其疗效如何，目前正于研究探讨之中。

（十）间歇性暴怒障碍

与 DMDD 类似，间歇性暴怒障碍（IED）也是 DSM-Ⅴ中的 1 个疾病分类。对于该障碍，目前尚无系统研究探讨其治疗方法，也无指南对其治疗提出具体建议。但为数不多的研究显示，某些药物可以改善该障碍的症状，如有随机、双盲、安慰剂对照研究显示，氟西汀可以改善该障碍患者的冲动攻击行为。还有小样本的随机临床研究显示，认知行为治疗可改善该障碍患者的侵略、愤怒、敌对思维和抑郁症状，对愤怒情绪的控制也有改善，疗效持续到治疗后 3 个月的随访时。故对于共患该障碍的 ADHD 儿童，可在 ADHD 药物治疗的同时，合并认知行为治疗；如疗效欠佳，也可合并氟西汀治疗。但有关该障碍的治疗尚有待于进一步研究探讨。

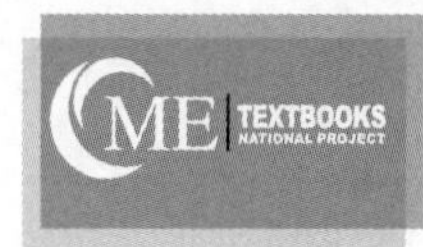

注意缺陷多动障碍的社会防治

第7章

一、政府重视、政策支持

开展ADHD的干预工作，需要得到包括卫生部门、教育部门在内的各级地方行政部门的支持。开展这项具体工作的前提，不论对儿童还是成人都应依据《中华人民共和国精神卫生法》。

进入21世纪以来，我国政府对儿童和青少年的心理健康日益关注。2004年，国务院办公厅下发了《关于进一步加强精神卫生工作的指导意见》，在《重点人群心理行为干预》中指明："重视儿童和青少年心理行为问题的预防和干预。加强对学校教师、班主任、校医等的心理健康教育和精神卫生知识培训，提高早期发现儿童和青少年心理行为问题的能力。依靠学校现有工作队伍和网络，在心理健康教育和精神卫生专业技术人员的指导下，针对不同年龄儿童和青少年的特点，开展心理健康教育（包括技能训练）与咨询服务，为儿童和青少年提供心理指导和帮助"。

2008年，卫生部、宣传部、发改委等17部门又发布《关于印发全国精神卫生工作体系发展指导纲要（2008—2015）的通知》。此纲要多处涉及儿童青少年的心理健康。在"完善精神卫生工作体系的指导思想、基本原则和工作目标"中指出："降低儿童和青少年精神疾病和心理行为问题发生率（2005 年部分地区调查为 13.4%～15.6%），到 2010 年降为 12%，2015 年降为 10%"；"工作体系建设目标。要求中小学建立心理健康辅导室、设置专职教师并配备合格人员的学校比例，到 2010 年城市达到 40%、农村达到 10%；2015 年城市达到 60%、农村达到 30%"；"工作指标与目标。要求在学校开展心理健康教育的比例，到 2010 年城市达到 80%、农村达到 50%；2015 年城市达到 85%、农村达到 70%"。

在开展儿童精神卫生工作的人员方面，强调："各有关部门要切实履行职责，共同推进精神卫生工作发展。教育部门……负责精神卫生人才培养有关工作；结合实施素质教育，将学生心理健康教育、预防学生心理和行为问题工作纳入学校日常工作计划。各级共青团组织配合政府有关部门开展青少年精神卫生状况调查，开展多种形式的宣传教育活动，为青少年心理健康提供有效服务，帮助青少年养成健康的生活品质，培养高尚的道德情操"。

中华人民共和国国家卫生和计划生育委员会（以下简称卫生计生委）2012 年发布《中国儿童发展纲要（2011—2020 年）》。在纲要的"发展领域、主要目标和策略措施"中，"儿童与健康"的主要目标之一即为"降低儿童心理行为问题发生率和儿童精神疾病患病率"。《2011—2020 年中国妇女儿童发展纲要实施方案的通知》中也强调："加强儿童保健服务和管理。落实国家基本公共卫生服务项目中的儿童健康管理，广泛开展……早期综合发展、心理行为发育评估与指导等服务"；"加强妇女儿童精神卫生服务。建立健全覆盖城乡、功能完善的精神卫生防治和康复服务网络。在精神专科医院和有条件的综合医院、妇产医院、儿童医院、妇幼保健机构设置心理科（门诊），配备专科医师。加强卫生相关人员精神卫生知识培训。指导学校设立心理咨询室，配备专职心理健康教育教师。开展心理咨询及相关服务，加强妇女儿童常见心理卫生问题的早期发现和干预”。进而，卫生计生委于 2013 年 4 月又下发《儿童心理保健技术规范》，在“心理行为发育异常儿童”中将 ADHD 列为管理对象的常见心理发育障碍之一。由于成人 ADHD 的相关研究和临床工作起步较晚，因此可参照其他严重程度类似的慢性精神障碍管理条例进行相关的具体工作。

从以上政策可见，心理问题和精神健康已得到政府的高度关注。ADHD 作为一种起病于儿童并可延续至成人期、常见的、预后不容乐观的而又能得到有效治疗的精神心理障碍，显然是需要高度重视、重点防治的疾病之一。本着国家和各地区的政策精神，基于最新的循证医学证据，精神卫生工作专业人员（不论是儿童专业还是成人专业）都应向所在地区的有关行政管理机构积极争取实质性支持，以开展社区 ADHD 的防治工作。

争取本地政府支持的策略包括：向有关领导和相关部门提供本地区 ADHD 流行情况、社会需求、可治疗性及不治疗所致不良预后的信息，大力宣传防治工作的意义和重要性，尽最大可能争取获得政府和相关部门的支持。疾病预防控制中心应清楚 ADHD 深入研究的重要性，并提供经费进行研究。

二、社区干预的目的和目标

社区干预是公共卫生行动的需要。ADHD 是一种高患病率的慢性精神障碍，起病于儿童期，但延续至成年期乃至终生，对终生带来广泛的损害。可靠的循证研究表明，对于多数患者而言，ADHD 如不能够得到及时、有效的干预，该疾病对个人、家庭及社会都具有不可小觑的潜在危害。但大众对 ADHD 却缺乏了解，在许多方面甚至存在不少误解，耽误了治疗。因此，应将 ADHD 作为一个公共卫生问题进行关注，作为常见的、并且花费不高即可获得有效改善的疾病，引入三级预防体系。不论是儿童 ADHD 还是成人 ADHD 患者，都需要纳入社区干预中。

社区干预是三级预防体系中的重要环节。儿童心理健康的社区干预范围是在社区所属的与儿童健康发展相关的机构和人群中，进行广泛的心理健康教育和培训，包括：学校（含幼儿园）管理者、教师、学校心理咨询师；社区医师；社区中的其他儿童健康工作者。成人 ADHD 的社区干预纳入成人心理健康工作中，涉及各级心理卫生工作者。

ADHD 社区干预的目的是做到早发现、早诊断、早治疗，促进 ADHD 患者接受科学、系统的治疗，最大限度地改善预后。目标是：提高公众对 ADHD 基本知识的知晓度、对 ADHD 的识别率；降低公众对 ADHD 的误解和偏见；提高基层专业人员的正确诊断率和治疗技能，规范和安全用药；提高 ADHD 患者的就诊率、治疗率、显著缓解率；降低与 ADHD 有关的功能损害和不良后果，提高 ADHD 患者的能力。最终达到降低 ADHD 的患病率，提高治愈率的目标。

三、社区干预的机制

2012 年 2 月，卫生计生委下发的《2011—2020 年中国妇女儿童发展纲要实施方案的通知》中，强调："加强儿童保健服务和管理。落实国家基本公共卫生服务项目中的儿童健康管理，广泛开展……早期综合发展、心理行为发育评估与指导等服务"；"加强妇女儿童精神卫生服务。建立健全覆盖城乡、功能完善的精神卫生防治和康复服务网络。在精神专科医院和有条件的综合医院、妇产医院、儿童医院、妇幼保健机构设置心理科（门诊），配备专科医师。加强卫生相关人员精神卫生知识培训。指导学校设立心理咨询室，配备专职心理健康教育教师。开展心理咨询及相关服务，加强妇女儿童常见心理卫生问题的早期发现和干预"。在针对提高儿童心理健康的策略、措施中，要求“构建儿童心理健康公共服务网络。儿童医院、精神专科医院和有条件的妇幼保健机构设儿童心理科（门诊），配备专科医师。学校设心理咨询室，配备专职心理健康教育教师。开展精神卫生专业人员培训”。这为建立 ADHD 的系统化逐级干预机制提供了前提性保证。

ADHD 作为最常见的起病于儿童、青少年期的精神障碍，针对其在儿童、青少年群体中的社区干预应该在儿童心理健康工作的整体框架下进行，并遵循常见慢性病的三级预防机制和社区防治原则，其中第一级和第二级预防都是以社区为基础。

（一）第一级预防

面向全体社区人群，提高知晓率和筛查识别率，尽量降低危险因素。宣教内容包括：ADHD 的基本概念、典型的临床表现、常见的危险因素、共患病、可治疗性和常用的治疗手段及不治疗所产生的不良预后，使他们认识到 ADHD 是一种常见病，需要早发现、早治疗。常见危险因素（病因）包括生物、心理、社会等多种因素，其中一部分是可以预防的。治疗方法除药物外，还有心理社会方法，家庭和学校可在治疗中起积极的作用。

（二）第二级预防

面向重点人群，在学校、社区医院和其他基层心理机构中，对疑似 ADHD 者进行初步的评估、干预或转诊。对轻度者可进行一般性初步干预，对在上级专业医疗机构进行治疗的患者进行社区管理和辅助性康复训练。对中、重度 ADHD 患者，社区健康工作者应及时将其转诊至有 ADHD 诊疗经验的专科医师处，进行第三级的治疗性干预，目前我国这类专科医师主要包括三级医院中的儿童精神科医师、熟悉 ADHD 诊疗的精神科医师、发育行为儿科医师、熟悉儿童 ADHD 诊疗的儿保医师或儿童神经科医师。

为使 ADHD 社区防治能够长期开展，应将相关内容纳入地区整体心理健康工作的发展规划之中，并制定相应的地方性实施方案，明确卫生、教育、财政等不同部门的职责，形成有效、可行的工作机制和保障机制，使 ADHD 的防治常规化。

四、社区干预模式

根据《全国精神卫生工作体系发展指导纲要（2008—2015年）》的精神，“教育部门负责精神卫生人才培养有关工作；结合实施素质教育；将学生心理健康教育、预防学生心理和行为问题工作纳入学校日常工作计划”。

ADHD 作为一种神经发育性的精神障碍应由精神科专业医师、发育行为儿童医师和受过相关培训的儿保医师、儿童神经科医师进行诊断。由于其经常与其他发育性障碍和精神障碍共病，因此其诊断的主体是精神科医师，精神科医师中目前主要是儿童精神科医师，今后还应包括成人精神科医师。ADHD 患者所处场所，从幼儿园到高中毕业乃至进入大学和工作，在其个人发展成熟的关键时期除了家庭就是以在校为主，学校是其症状和功能损害的主要表现场所，应加强学校与医院的合作。因此，ADHD 社区干预模式主要为医院和学校密切合作的“医教结合”干预模式；此外，社区心理服务机构和其他类型的儿童早期发展或教育机构参与，进行辅助性干预。

以学校为基础的“医教结合”干预模式建议举例：作为学校、家庭和医院共同参与的整合性干预，理想状况是社区有资质的儿科和精神科医师参与基础诊疗，与学校沟通和长期管理，上级专业医师深化诊治，学校教师进行儿童在校的心理行为和学业管理，家长配合。宗旨和内容是健康促进、早期识别、分类处理、分层干预、持续关爱。对学校可进行的活动如下。

（一）对学生开展心理健康教育

针对学生，讲授适合其年龄的心理健康促进知识，对入小学的儿童可以涉及 ADHD 的常见表现，使学生对 ADHD 有初步了解，以增加对自身和同学状态的意识，如意识到有问题可及时寻求老师或家长的帮助。

（二）对老师开展相关培训

针对普通老师讲授儿童的心理健康知识，包括 ADHD 知识。了解基本知识，对学生的心理状况有所了解，能辨别可能有问题的学生，并推荐给学校的心理老师。

（三）对学校心理老师的培训

学校心理老师应具有心理学背景，受过儿童心理咨询和精神疾病的基础培训，使之对有问题的学生能及时进行干预，并与家长沟通、与社区医务人员沟通或转介。保证学校与家庭的沟通畅通，保证学校-医院的“医教结合”之路的畅通。

（四）分类转介

轻者转介到能提供 ADHD 服务的社区或区级专科医院，如存在困难，可直接转诊到市级能提供 ADHD 诊疗的医院；中或重度者直接转诊到市级医院。

（五）学校报告卡

已经在专科机构进行诊疗的儿童，经过家长同意，可在学校和医院之间建立学校报告卡，以加强医院和学校之间的沟通。报告卡上附有儿童必要的信息和简单的行为和治疗观察表格，临床医师需写明儿童临床诊治概况和需要老师配合之处，如：在治疗中需要老师观察儿童在学校哪些行为变化和药物不良反应，在下次就诊前请老师填写好报告卡，并请家长携带给临床医师。

五、社区干预的内容

社区干预内容的设计与目标密切相关，应从对个人发展、家庭及社会影响三方面考虑。ADHD 社区干预的核心对象是 ADHD 儿童和/或成人患者。除上述家庭教育之外，参与干预的人群是社区中与之相关的教育工作者、心理咨询员或心理治疗师、医务人员以及同伴或同事。根据每类人群的不同背景和任务，干预的具体内容也有所不同。干预内容应包括：普及 ADHD 的科普知识和专业知识；专业技能的培训；为 ADHD 患者提供在社区进行初步诊断和干预的机会。

（1）面向整个人群，科学地普及 ADHD 的常识。发放 ADHD 的教育科普材料，开设培训班建立面向公众的资源平台，提供关于 ADHD 的有科研基础和循证依据的信息。

（2）对学校管理者和普通教师的宣教内容侧重提高对 ADHD 儿童在校症状的觉察，提高对 ADHD 儿童在校管理应对策略和必要的支持。有心理咨询师的学校和机构/单位可进一步开展下面第（3）项内容。

（3）培训心理咨询师和治疗师的专业技能，使之能够与 ADHD 儿童的家长或成人患者进行沟通、介绍 ADHD 的知识，能对 ADHD 患者开展基本的心理咨询和行为矫正训练。在法定可开展心理治疗的医疗机构，心理治疗师可进行 ADHD 的系统化行为治疗并追踪。

（4）社区医师的专业技能培训，使之能对 ADHD 有基本的诊疗能力，建立 ADHD 慢病管理档案，进行个体化的治疗监控机制，评估长期治疗对健康的影响和受益。

（5）同伴教育，内容侧重对 ADHD 同伴的理解和帮助。

（6）与其他教育机构合作进行干预，提高干预的执行力度、效果和安全性。

六、社区干预的方法和形式

《全国精神卫生工作体系发展指导纲要（2008—2015 年）》中指出，应形成医学、教育、心理学、社会工作者共同为 ADHD 患者及其家庭提供服务的系统。

（一）ADHD 的科普教育

通过各种媒介宣传 ADHD 知识，宣传的内容应源自 ADHD 指南、专业性强的书籍和文献报道，形式包括：①口头宣传：专题讲座、研讨会、座谈会、报告会、健康大课堂等；②文字宣传：折页、宣传栏、报刊、杂志及网络上的科普文章，以及防治知识和常识问答等小册子；③电教宣传：电台广播、电视台谈话节目、专题科普教育片、专题科普光盘、专题网站等。

可在重要卫生日（如 4 月 7 日世界卫生日、10 月 10 日世界精神卫生日）的活动中，通过各种渠道提供 ADHD 社区防治的宣传资料及对策建议。

科普宣传不可为了获得宣传者的经济利益，不可宣传无科学验证和临床实证依据的检查、治疗方法，应避免过度宣传、夸大宣传，以免造成对 ADHD 患者的紧张、偏见及病耻感。

（二）学校对 ADHD 儿童的支持性服务

应将对 ADHD 儿童的支持性服务纳入学校的学生心理健康工作常规并作为重点，组成由心理辅导教师、骨干教师及同伴互助的支持小组，共同有效地帮助 ADHD 儿童。

（三）社区医院的门诊服务

心理咨询门诊和/或儿保门诊，开展 ADHD 的初步筛查和诊治工作。

（四）社区心理咨询中心

开展 ADHD 的咨询和初级的非药物训练指导。

（五）社区的社会工作室

为受到虐待、忽视、被学校拒绝、涉及法律等社会问题的 ADHD 患者提供援助。

七、专业培训

做好培训工作，对于可持续开展 ADHD 的社区干预至关重要。在各地区社区精神卫生服务的组织管理系统中，应该将 ADHD 培训作为一项常规任务列入计划，给予专项培训经费，并提供培训人员、场地及设备的保障。

（一）培训目标

建立一支由各类可动用人力资源组成的、能广泛和有效开展 ADHD 社区干预的心理卫生基础服务队伍。

（二）培训对象

培训对象包括各类、各级与儿童和成人身心健康、教育直接和间接相关的工作者。主要包括：①医务人员：从事 ADHD 诊疗的各级精神科、发育行为儿科及儿保科医师，其他相关的儿科医师、社区医师，全科医师；②心理学人员：心理咨询师、心理治疗师；③教育界人员：各级别的幼教和学校教师、心理健康辅导员或心理老师、校医；⑤儿童社会工作者。

其他人员包括社区和大中型企事业单位医疗设施中的全科医师、初级卫生保健人员等。

（三）培训内容

根据各级别受培训对象和专题设计相应的培训内容，依照不同培训对象的可接受水平，编写不同深浅程度培训教材和资料。

1. 社区医师的培训内容　培训内容侧重提高对ADHD的基本诊治能力，强调安全用药、如何与学校和家长沟通及建立与学校的联系。培训包括：初诊访谈，ADHD的诊断流程和诊断标准，常规治疗方案，非疑难病例和非多种或复杂共患病的常用药物治疗方法，可操作的心理社会干预手段，向专科转诊的途径，与学校沟通、合作的方法，长期随访管理方法。对于成人ADHD，还需要在成人精神科和心理卫生工作者的基础培训中加入ADHD相关沟通、诊疗基本技能。

2. 社区精神科、发育行为儿科和儿保科中发育行为方向的临床医师　达到能熟悉和掌握上述内容的水平，精神科医师在药物治疗中还应会使用可能用于ADHD儿童的抗精神病药物。

3. 儿保科中非发育行为方向、全科医师、初级卫生保健人员　应能熟悉诊断标准，针对病情较轻的单一病种患儿的常用药物治疗方法，了解心理社会干预手段的一般指导和与学校沟通的方法。

4. 心理咨询师、心理治疗师　内容侧重ADHD的基本专业知识和非药物干预技术，基本的心理咨询和行为矫正训练方法，使他们能够识别、转诊ADHD患者，掌握可操作的心理社会干预手段。对心理治疗师进一步培训系统的ADHD心理行为治疗技术，能在法定可开展心理治疗的医疗机构进行ADHD的系统化行为治疗并追踪。

5. 幼教保育员、学校各类教师、校医、心理健康辅导员、社会工作者 应能够识别、转诊 ADHD 患者，并协助患儿按时服药，掌握可操作的心理社会干预手段，熟悉与医疗机构和专科医师的合作方式，最大限度地降低 ADHD 行为的不良影响，并发挥 ADHD 患者的长处和潜能。

6. 患儿家长和其他抚养者 参照家长培训，应对 ADHD 有一定程度的知晓，能及时到相关机构就治，运用可操作的家庭干预手段。

7. 成人 ADHD 的家庭成员 对 ADHD 有一定程度的知晓，理解 ADHD 患者，鼓励他们能及时到相关机构就治，运用可操作的家庭干预手段。

（四）培训负责者资质和师资

培训负责者由培训负责机构和负责人组成，根据不同级别应有相应的要求。

国家级的培训辐射全国，培训单位和负责人必须对 ADHD 有深厚的临床、教学和科研经验；省市级别的培训以当地相关专业人员为主或可来自其他地区，培训负责单位和负责人必须对 ADHD 有深厚的临床和教学经验；县区级的培训以本县区级相关人员为主，培训单位和负责人需对 ADHD 有较丰富的临床或教学经验。

培训机构以各地精神卫生专业的医疗机构为主要培训基地，并结合具备精神医学、发育行为儿科、医学心理学、教育心理学培训功能的专业机构、专业学会或其他国家认证的学术组织开展培训。

国家级和市级培训的负责人和主要授课人，根据所涉及 ADHD 的年龄人群，需为具有精神科或儿童精神科、发育行为儿科、临床心理学高级专业技术职称的专业人员，且具有丰富的 ADHD 理论和实践经验。担任培训的教师应为具备较深厚的

ADHD 相关专业的系统理论知识、丰富的医疗实践经验与教学经验的专科医师。参与授课和带教的培训教师，应为具有中级及以上职称、具备精神科或儿童精神科专业系统理论知识和医疗实践经验与教学经验的专科医师。由心理学和教育学界组织的培训应由具备上述资质的医学专业人员参加授课。

要依据各地区具体情况组织和动员师资力量，或跨地区协调培训师资。为保证教学质量，应统一教材/课件。初级培训可采取二级或三级培训的方法，逐级培训合格的师资。提高性培训所需的相应师资若短缺，可聘请外地区或国外具有上述同等资质的专家和学者，讲授与 ADHD 社区防治相关的内容。为了及时掌握 ADHD 诊治的最新进展，包括专业人员在内的各级培训人员，自身也要通过参加各类学术活动不断更新知识和技能。

（五）培训形式

鼓励开展不同级别、多种形式的培训项目。培训级别分国家级、省市级、县区级。

培训的主办和承办者应针对各地具体情况制定以 ADHD 社区防治为专题内容的培训计划和具体实施方案。短期培训可采用讲座或培训班的形式，采取入门性与提高性相结合的方法，举办定期或不定期的各级、各类培训教学，可作为国家级或市级继续教育项目来实施。入门级培训的对象可不分专业，医务人员（包括临床医师和护士）、教师、心理工作者混合受训。提高性培训，考虑到深入干预的重点分化和治疗权限，应分别面向临床医师和心理咨询师。长期培训为需要深入开展 ADHD 治疗的心理治疗师、专科医师提供至少连续 3 个月的进修，若结合在其他培训内容中，进修时间应至少 6~12 个月。

授课方式包括理论教学和实践。理论教学以授课为主要方式，应针对重点内容组织安排适当的录像观摩、现场示教。实践采取见习或实习的方式，以提高学员的感性认识，加深对

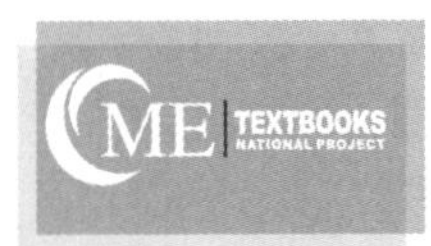

《中国注意缺陷多动障碍防治指南》的推广和实施

第 8 章

一、推广和实施《中国注意缺陷多动障碍防治指南》的政策依据

根据《中华人民共和国精神卫生法》《全国精神卫生工作体系发展指导纲要（2008—2015 年）》的宗旨和其他相关政策的精神，推广《注意缺陷多动障碍防治指南》。

《全国精神卫生工作体系发展指导纲要（2008—2015 年）》中多处提及儿童青少年的心理健康，在“完善精神卫生工作体系的指导思想、基本原则和工作目标”中指出：“工作体系建设目标。要求中小学建立心理健康辅导室、设置专职教师并配备合格人员的学校比例，……2015 年城市达到 60%、农村达到 30%”；“工作指标与目标。要求在学校开展心理健康教育的比例，……2015 年城市达到 85%、农村达到 70%”。在开展儿童精神卫生工作的人员方面，强调：“各有关部门要切实履行职责，共同推进精神卫生工作发展。教育部门……负责精神卫生人才培养有关工作；结合实施素质教育，将学生心理健康教育、预防学生心理和行为问题工作纳入学校日常工作计划……”。

《中国儿童发展纲要（2011—2020 年）》儿童与法律保护的策略措施中，也提出：“完善具有严重不良行为儿童的矫治制

ADHD 社区防治知识的理解。对即将开展 ADHD 实践的受训者应配有督导师（指导老师），辅导其实习过程直至能独立开展工作。

在对社区医师的 ADHD 培训中，发表在美国儿科杂志上的循证研究可做借鉴，结果表明依靠互联网网站的社区干预模式可以有效地帮助社区儿科医师改善 ADHD 儿童的相关行为。该模式采用视频会议进行培训，用网络门户网站追踪这些临床医师遵照 ADHD 指南的使用情况，然后评估患者的发展结果。这个模式包括 4 次培训，每次 1 小时，前两次是授课，根据美国儿科学会的 ADHD 指南进行讲授，由已经接受 ADHD 培训并有诊疗经验的社区初级医师进行，所有将接诊 ADHD 儿童的儿科医师参加。第 1 次课是 ADHD 的评估，第 2 次课是 ADHD 的治疗，每次授课后有 60 分钟的工作坊，由合格的提升督导师带领，内容是改进工作流程、学习测验操作、培训上 ADHD 互联网网站。

度。建立家庭、学校、社会共同参与的运作机制，对有不良行为的儿童实施早期介入、有效干预和行为矫治。加强对具有严重不良行为儿童的教育和管理，探索专门学校教育和行为矫治的有效途径和方法……”。并且在组织实施中也提出了政策层面的建议。

共青团系统、全国少工委也在积极组织学校心理健康辅导员培训，培训内容包含少年儿童的行为类问题辅导。

2009 年，原国家卫生部办公厅在关于印发《全国儿童保健工作规范（试行）》的通知中指出：“根据不同年龄儿童的心理发育特点，提供心理行为发育咨询指导”，并在下发的《儿童心理咨询技术规范》中专门有关于“注意缺陷多动障碍”的诊断、治疗规范。

在国家卫生和计划生育委员会 2013 年下发的《儿童心理保健技术规范》“心理行为发育异常儿童”中，将 ADHD 列在管理对象中常见心理发育障碍之一。

基于上述国家层面的相关政策，《中国注意缺陷多动障碍防治指南》应纳入这些有关的培训中，使之得以在医学、心理和教育界推广。对于成人 ADHD，该指南的推广可参照其他精神障碍防治指南的推广机制进行。

二、加强卫生部门主导作用，协调多部门共同参与精神疾病防治工作

2006 年，国务院批准建立“全国精神卫生工作部际联席会议制度”，并明确了卫生部门的主导作用及相关部门在精神卫生工作中的职责。之后，各级政府建立起相应的会议制度，共同参与精神疾病的防治工作。

ADHD 作为常见的慢性精神障碍之一，针对其防治工作，在推广和实施《注意缺陷多动障碍防治指南》过程中，卫生部

门除了承担诊疗、培训、健康教育及研究的职责外，还需要广泛联合其他各相关部门和组织，建立政府领导、多部门合作及社会团体参与的 ADHD 防治体制和组织管理、协调机制。

本着“以政府投入为主，多渠道、多方位、多层次筹资”的原则，在加大对精神卫生工作经费投入的同时，加大对儿童精神卫生工作的投入，使 ADHD 健康教育、推广培训、基本医疗和社区干预设施、医疗保险资金得到保障。

三、培训和推广

指南的培训包括专门培训和融入式培训。指南使用的专门培训应在卫生计生委的领导下，组织编写与指南配套的培训材料，包括统一标识的文本、PPT 课件和音像材料，并组织国家级别的专家队伍培训省市级别的指南培训者，集体备课，以保证培训的规范和质量，再由省市级的指南培训者培训各地区的相关专业人员。

融入式培训则利用医学、心理学和教育界的各类团体和组织举办的精神心理培训项目、学术会议、活动、期刊及网站，以多种方式广泛宣传指南。

四、加强信息收集与评估，增强指南的可持续发展

推广和实施指南目的是规范、有效地管理 ADHD，是动态的管理过程，指南也需要与时俱进、定期修订。因此，应加强 ADHD 有关信息的收集与评估，建立 ADHD 管理信息和数据库，为 ADHD 防治工作的管理以及今后再次修订指南提供依据。

信息和数据来源：利用现有的信息系统或通过专项调查（如流行病学调查、基线调查等），了解并监控 ADHD 的动态情

况，包括患病率、指南的实施情况、防治成效；与学术团体和研究机构密切联系，了解国内、外对 ADHD 的最新研究成果及科技转化情况；利用前述各界、各类学术团体和组织网络，了解对 ADHD 提供服务的专业人员和非专业人员在专业知识和技能方面的现有水平及需求。

附录 1

常用的行为评定量表

一、用于评估注意缺陷多动障碍（ADHD）症状的量表

1. SNAP-Ⅳ评定量表 根据 DSM-Ⅵ诊断标准编制，分为短版和长版 2 个版本，短版由 DSM-Ⅳ ADHD 的症状学标准 18 条和对立违抗障碍（ODD）的 8 条诊断标准组成，共 26 条；长版包括短版的 26 条以及从其他量表选出的一些测量 ADHD 的相关特征，包括内化、外化症状和运动失调等项目，共 40 项，9 个分量表。有父母版和教师版。按 0~3 四级评分，计分方法为计算各分量表项目的均值，得分小于 1 为正常范围。用于为 ADHD 的诊断提供量化指标，量表对治疗敏感，现用作 ADHD 治疗是否达到缓解的评估工具。

2. ADHD 诊断量表 量表共 18 个项目，直接来源于 DSM-Ⅳ的 18 项症状学标准，去除诊断标准症状前面的“经常”，按“无”=0、“有时”=1、“经常”=2、“总是”=3 四级评分；奇数为注意缺陷的 9 个项目，偶数为多动冲动的 9 个项目。将奇数项目分相加为注意缺陷分量表，将偶数项目分相加为多动冲动分量表，计算总分。包括父母版和教师版，用于为 ADHD 的诊断提供量化指标。

3. 注意缺陷多动及攻击评定量表（IOWA） IOWA 共 10 项，每项的评价标准为 0（从不）~3（非常）四个等级标准。分为 2 个分量表：注意缺陷/过度活动（I/O）和对立/违抗（O/D），分值越高提示 ADHD 症状越严重。有父母和教师问卷，量表简短，是评定 ADHD 疗效的有效工具。

4. 范德比尔特 ADHD 评定量表（VARS） 是另一个基于 DSM-Ⅳ诊断标准的量表，有教师（35 项）和父母版（47 项）。包括了 DSM-Ⅳ ADHD、ODD 及 CD（12）条诊断标准，焦虑和抑郁分量表 7 条，以及绩效能力项目。按照 0~3 四级评分。包括 4 个学校行为问题的分量表：注意缺陷、多动/冲动、对立违抗/CD 和焦虑/抑郁；学校功能因子分为学习绩效和行为绩效。除了分量表分以外，当 DSM-Ⅳ症状得分为 2 或 3 时可以视为有该条症状，从而得到症状计数分。

二、用于评估 ADHD 共患病的量表

1. Conners 父母症状问卷（PSQ）和教师评定量表（TRS） 由 Conners 编制，目前常用的是 1978 年版的父母用 48 项、教师用 28 项量表，主要用于评估儿童多动症。另外，还设计了仅有 10 条的简明症状问卷（即多动指数），用于筛查儿童多动症及追踪疗效。PSQ 包括 5 个因子：品行问题、学习问题、心身问题、冲动-多动、焦虑；TRS 包括 3 个因子：品行问题、多动、注意缺陷-被动。父母量表的品行问题、冲动-多动、多动指数对 ADHD 有较好的鉴别能力。

2. Achenbach 儿童行为量表 Achenbach 儿童行为量表包括父母用儿童行为评定量表（CBCL）、教师报告表（TRF，用于 5~18 岁儿童）、直接观察报告表（由观察者填）、青少年自我报告表（YSR，用于 11~18 岁青少年），形成了对儿童较全面评估的量表系列。CBCL（1991 版）分社会能力和行为问题两部分，行为问题分为 8 个分量表，即：退缩、躯体主诉、焦虑/抑郁、社交问题、思维问题、注意问题、违纪行为、攻击性行为，4~11 岁包括性问题分量表。这些分量表分为 2 个维度，即内化性行为及外化性行为，计算行为问题总分。其注意问题分量表对 ADHD 有较好的鉴别能力，其他分量表可以用于评估共患病。TRF 和 YSR 的分量表与 CBCL 相似，也可以评估适应能力和行

为问题。

3. Rutter 儿童行为问卷 由英国著名儿童精神病学家Rutter设计，分父母和教师问卷两种，适用于学龄儿童。问卷将行为问题分为A行为（反社会行为）和N行为（神经症行为）两大类，简单、明确，易于掌握，适用于儿童行为问题的流行病学调查工作。

4. 长处和困难问卷（SDQ） 由Goodman编制，用于4~16岁儿童，有父母、教师、儿童自评（11岁以上）版本。量表共有25个条目，包括情绪症状、品行问题、多动注意不能、同伴交往问题和亲社会行为5个因子及困难总分（由前4个分量表组成）。每个条目按0~2三级评分，0分为“不符合”；1分为“有点符合”，2分为“完全符合”。既可以评估儿童行为情绪问题，也评估儿童的长处，适合于非卫生专业人士应用。

5. 儿童焦虑性情绪障碍筛查表 用于8~18岁儿童青少年自评焦虑障碍，共41个条目，按0~2三级计分，由5个因子组成，即：躯体化/惊恐、广泛性焦虑、分离性焦虑、社交恐怖、学校恐怖，平行于DSM-Ⅵ焦虑性障碍的分类。

6. 儿童抑郁障碍自评量表 用于8~14岁儿童自评当前抑郁症状和抑郁病史，共18个项目，按0~2三级评分，其中10个项目为反向记分，得分高表示存在抑郁。

7. 儿童自我意识量表 由Piers及Harris编制，主要用于评价儿童自我意识，适用于8~16岁儿童、青少年自评。包括80个是否选择型测试题和6个分量表：行为、智力与学校情况、躯体外貌与属性、焦虑、合群、幸福与满足，得分低表示自我意识水平的下降。适用于评估ADHD患儿是否存在自尊低下。

三、评估社会功能的量表

1. Weiss 功能缺陷量表父母版 由Weiss根据ADHD疾病特点编制，用于评估ADHD患儿社会功能。该量表由父母评定，包括50个条目，按四级评分，包括6个分量表：家庭、学习/学校、生活技能、自我管理、社会活动、冒险活动，相加后得各维度量表分和总分。专用于评估ADHD患儿的社会功能受损程度，也可以用于治疗效果的追踪。

2. 儿童大体评定量表（CGAS） 由Shaffer根据成人大体评定量表改编而来，主要用于评定儿童心理障碍的严重程度、社会功能受损情况，适用于4~16岁儿童，由专业工作者根据儿童最近1个月表现评定。CGAS按照儿童的功能（交往、参加各种活动、学习、生活）以及各种症状的严重程度，将量表分为1~100分，每10分一个等级，分数越低，症状越严重。一般>70分为正常范围。适用于住院及门诊患儿的疗效评定和病情变化追踪。

附录 2

神经心理测验

1. 持续性操作测验（continuous performance task，CPT）

国外有十多个版本的 CPT 用于注意稳定性障碍的评定，包括 Conners（1995）持续性操作测验、Gordon 诊断系统（GDS，Gordon，1983）、注意力变量测验（test of variables of attention，TOVA；Greenberg & Kindschi，1996）、整合视听持续性操作测验（intermediate visual and auditory continuous performance test，IVA；Sandford，Fine & Goldman，1995）。CPT 是一系列的刺激或成对的刺激随机快速呈现，要求儿童对指定目标反应。根据感觉通道的不同，分视觉 CPT 和听觉 CPT，测验结果用漏报错误数和虚报错误数来表示，漏报数反映被试者的持续性注意，错报数反映被试者持续注意和冲动控制。ADHD 儿童的漏报、虚报数明显高于对照组儿童。用哌甲酯治疗后，漏报和虚报错误数明显减少，从而证明 ADHD 有注意力缺陷、冲动和抑制功能失调的特点。漏报数与 DSM-Ⅳ 评定量表中的注意障碍和 Conners 教师评定量表的不注意-冲动明显相关。CPT 在 ADHD 临床和科研中可作为一个客观的评定工具。

2. 划销测验 划销材料为简单的符号、字母、图形和数字等，要求被试者在短时间内准确知觉某个对象，并迅速将其划去，评估注意稳定性。注意稳定性的发展受年龄、性格、兴趣、知识水平等多种因素的影响，也是神经系统兴奋和抑制能力发展的结果。

3. Stroop 测验 Stroop 测验指字义对命名的干扰现象。Stroop 于 1935 年发现，当使用的刺激字与书写所用的颜色相矛盾时，例如：用绿颜色写成的“红”字，要求被试者不念这个“红”字，而说出书写用的颜色，即“绿”，结果被试者的反应时间比说出字的反应要长些，说明“字色”矛盾时认知过程受到干扰，即说出字的颜色受到字的意义的干扰。Stroop 测验包括读出单词、颜色命名、说出书写颜色词之墨迹的颜色名称。在“色词”命名中，被试者必须抑制读词而说出其颜色。“色词”测试不仅可用来测量选择性注意，而且可以对大脑执行功能进行评定，包括语言阅读的流畅性、信息加工速度，还能反映受试者选择性地抑制无关刺激和冲动控制能力。几乎所有研究发现 ADHD 儿童的成绩比正常儿童差。

4. 反应/不反应任务（Go/NoGo） 是先进行反应控制然后进行刺激控制的一组心理测验。测定注意和抑制，即注意与任务相关的信息加工过程，同时抑制无关信息。研究证明了 ADHD 在上述心理任务的测验中存在缺陷。

5. 威斯康星卡片分类测验（Wisconsin card sort test，WCST） 包括 4 张刺激卡片和 128 张反应卡片。每张卡片绘有红、绿、蓝、黄不同颜色，十字、圆形、五角星、三角形不同形状，以及 1 至 4 不等数量的图案。其分类原则顺序为：颜色、形状、数量。当被试者连续 10 次分类正确，主试即转换下一个形式的分类，依此类推。当完成 3 种形状的分类后，再重复一遍。完成正确分类 6 次（或者未完成 6 次，但全部用完所限次数），即可结束测试。输出：①分类次数；②概括力水平百分比；③持续性错误数；④持续性反应数；⑤非持续性错误数；⑥全部错误数；⑦完成作业时间。

6. 相同图形选择测验（MFFT） 给被试者出示 1 个标准图形和 6 个可供选择的图形，要求被试者从这 6 个图形中选出 1 个与标准图形完全一样的图形，不限反应时间。全测验共包括 12 套这样的图形，记录被试者对每套图形从开始思考到做出第 1 个反应所需的时间，以及所犯的错误量，这两者之间的关系为负相关，即思考时间较短、反应速度较快的被试者，所犯的错误率也相对较高，反之亦然。研究发现冲动型儿童对认知问题回答的特征为快速作答及错误率高，说明他们的认知方式没有对解决问题的各种可能途径进行全面的思考和评价；而思考型儿童在解决问题的过程中，使用了全面检验假设的策略，因而使其解决问题的出错率较低。ADHD 儿童对认知问题的解决类似于冲动型儿童，通常快速作答，但错误率高。

附录 3

ICD-10 多动性障碍诊断标准

注：对多动性障碍做研究用诊断需肯定存在异常水平的不注意、多动与不安，而且发生于各种场合，持续存在，并非由其他障碍如孤独症或情感障碍所致。

G1. 不注意。

符合下列至少 6 条不注意症状，持续至少 6 个月，达到适应不良的程度，并与患儿的发育水平不一致。

（1）常常不能仔细地注意细节，或在做功课、工作或其他活动中出现漫不经心的错误；

（2）在完成任务或做游戏时常常无法保持注意；

（3）别人对他（她）讲话时，常常显得没在听；

（4）常常无法始终遵守指令，无法完成功课、日常杂务或工作中的任务（不是因为违抗行为或不理解指令）；

（5）组织任务和活动的能力常常受损；

（6）常常回避或极其厌恶需要保持精神努力的任务，如家庭作业；

（7）常常遗失某种任务或活动的必需品，如学校的作业、铅笔、书、玩具或工具；

（8）常常被外界刺激吸引过去；

（9）在日常活动过程中常常忘事。

G2. 多动。

符合下列至少 3 条多动性症状，持续至少 6 个月，达到适应不良的程度，并与患儿的发育水平不一致。

（1）双手或双足常常不安稳，或坐着时蠕动；

（2）在课堂上或其他要求保持坐位的场合离开位子；

（3）常常在不适当的场合奔跑或登高爬梯（在少年或成年

可能只存在不安感)；

(4) 游戏时常不适当地喧哗，或难以安静地参与娱乐活动；

(5) 表现出持久的过分运动，社会环境或别人的要求无法使患儿显著改观。

G3. 冲动。

符合下列至少 1 条冲动性症状，持续至少 6 个月，达到适应不良的程度，并与患儿的发育水平不一致。

(1) 常常在提问未完时其答案即脱口而出；

(2) 在游戏或有组织的场合常不能排队或按顺序等候；

(3) 经常打扰或干涉他人（如冲撞别人的交谈或游戏)；

(4) 常说话过多，不能对社会规则做出恰当的反应。

G4. 障碍的发生不晚于 7 岁。

G5. 弥漫性。

应在 1 种以上的场合符合上述标准。例如，不注意与多动应在家和学校都有，或同时存在于学校和另一种对患儿进行观察的场合，如门诊。通常，这种跨场合的证据需要 1 种以上来源的信息，比如父母对患儿在教室中行为的报告似乎并不充足。

G6. G1~G3 的症状导致具有临床意义的苦恼，或损害其社交、学业或职业功能。

G7. 不符合广泛发育障碍（F84. -)、躁狂发作（F30. -)、抑郁发作（F32. -）或焦虑障碍（F41. -）的标准。

附录 4

CCMD-3 注意缺陷与多动障碍诊断标准

80 多动障碍（F90）

80.1 注意缺陷与多动障碍（儿童多动症）（F90.0）

发生于儿童时期（多在3岁左右），与同龄儿童相比，表现为同时有明显注意集中困难、注意持续时间短暂以及活动过度或冲动的一组综合征。症状发生在各种场合（如家里、学校和诊室），男童明显多于女童。

【症状标准】

1. 注意障碍 至少有下列4项。

（1）学习时容易分心，听见任何外界声音都要去探望；

（2）上课很不专心听讲，常东张西望或发呆；

（3）做作业拖拉，边做边玩，作业又脏又乱，常少做或做错；

（4）不注意细节，或在做作业或其他活动中常常出现粗心大意的错误；

（5）丢失或特别不爱惜东西（如常把衣服、书本等弄得很脏很乱）；

（6）难以始终遵守指令，完成家庭作业或家务劳动等；

（7）做事难以持久，常常一件事没做完，又去干别的事；

（8）与他说话时，常常心不在焉，似听非听；

（9）在日常活动中常常丢三落四。

2. 多动 至少有下列4项。

（1）需要静坐的场合难于静坐或在座位上扭来扭去；

（2）上课时常做小动作，或玩东西，或与同学讲悄悄话；

（3）话多，好插嘴，别人问话未完就抢着回答；

（4）十分喧闹，不能安静地玩耍；

（5）难以遵守集体活动的秩序和纪律，如游戏时抢着上场，不能等待；

（6）干扰他人的活动；

（7）好与小朋友打逗，易与同学发生纠纷，常不受同伴欢迎；

（8）容易兴奋和冲动，有一些过火的行为；

（9）常在不适当的场合奔跑或登高爬梯，好冒险，易出事故。

【严重标准】

对社会功能（如学业成绩、人际关系等）产生不良影响。

【病程标准】

起病于 7 岁前（多在 3 岁左右），符合症状标准和严重标准至少已 6 个月。

【排除标准】

排除精神发育迟滞、广泛发育障碍、情绪障碍。

参 考 文 献

[1] Adler LA, Liebowitz M, Kronenberger W, et al. Atomoxetine treatment in adults with attention-deficit/hyperactivity disorder and comorbid social anxiety disorder. Depress Anxiety, 2009, 26 (3): 212-221.

[2] American Academy of Pediatrics. AAP clinical practice guideline for the diagnosis, evaluation, and treatment of attention-deficit/ hyperactivity disorder in children and adolescents. 2011.

[3] Amiri S, Farhang S, Ghoreishizadeh MA, et al. Double-blind controlled trial of venlafaxine for treatment of adults with attention deficit/ hyperactivity disorder. Hum Psychopharmacol, 2012, 27 (1): 76-81.

[4] Asherson P, Bushe C, Saylor K, et al. Efficacy of atomoxetine in adults with attention deficit hyperactivity disorder: an integrated analysis of the complete database of multicenter placebo-controlled trials. J Psychopharmacol, 2014, 28 (9): 837-846.

[5] Blader JC, Schooler NR, Jensen PS, et al. Adjunctive divalproex versus placebo for children with ADHD and aggression refractory to stimulant monotherapy. Am J Psychiatry, 2009, 166 (12): 1392-1401.

[6] Bolea-Alamañac B, Nutt DJ, Adamou M, et al. British Association for Psychopharmacology. Evidence-based guidelines for the pharmacological management of attention deficit hyperactivity disorder: update on recommendations from the British Association for Psychopharmacol. J Psychopharmacol, 2014, 28 (3): 179-203.

[7] Bloch MH, Panza KE, Landeros-Weisenberger A, et al. Meta-analysis: treatment of attention-deficit/hyperactivity disorder in children with comorbid tic disorders. J Am Acad Child Adolesc Psychiatry, 2009, 48 (9): 884-893.

[8] Bramham J, Young S, Bickerdike A, et al. Evaluation of group cognitive

behavioral therapy for adults with ADHD. J Atten Disord, 2009, 12 (5): 434-441.

[9] Cheng W, Ji X, Zhang J, et al. Individual classification of ADHD patients by integrating multiscale neuroimaging markers and advanced pattern recognition techniques. Front Syst Neurosci, 2012, 6: 58.

[10] Cortese S, Kelly C, Chabernaud C, et al, Toward systems neuroscience of ADHD: a meta-analysis of 55 fMRI studies. Am J Psychiatry, 2012, 169 (10): 1038-1055.

[11] Cathy Laver-Bradbury, Margaret Thompson, Anne Weeks, et al. Step by step help for children with ADHD. Jessica Kingsley Publishers, 2010.

[12] Coccaro EF, Lee RJ, Kavoussi RJ. A double-blind, randomized, placebo-controlled trial of fluoxetine in patients with intermittent explosive disorder. J Clin Psychiatry, 2009, 70 (5): 653-662.

[13] Cortese S, Ferrin M, Brandeis D, et al. European ADHD guidelines group (EAGG). Cognitive training for attention-deficit/hyperactivity disorder: Meta-Analysis of clinical and neuropsychological outcomes from randomized controlled trials. J Am Acad Child Adolesc Psychiatry, 2015, 54 (3): 164-174.

[14] Dai D, Wang J, Hua J, et al. Classification of ADHD children through multimodal magnetic resonance imaging. Front Syst Neurosci, 2012, 6: 63.

[15] Daley D, van der Oord S, Ferrin M, et al. European ADHD guidelines group. Behavioral interventions in attention-deficit/hyperactivity disorder: a meta-analysis of randomized controlled trials across multiple outcome domains. J Am Acad Child Adolesc Psychiatry, 2014, 53 (8): 835-847.

[16] De Graaf R, Kessler RC, Fayyad J, et al. The prevalence and effects of adult attention-deficit/hyperactivity disorder (ADHD) on the performance of workers: results from the WHO World Mental Health Survey Initiative. Occup Environ Med, 2008, 65 (12): 835-842.

[17] Dittmann RW, Schacht A, Helsberg K, et al. Atomoxetine versus placebo in children and adolescents with attention-deficit/hyperactivity

disorder and comorbid oppositional defiant disorder: a double-blind, randomized, multicenter trial in Germany. J Child Adolesc Psychopharmacol, 2011, 21 (2): 97-110.

[18] Du Y, Kou J, Coghill D. The validity, reliability and normative scores of the parent, teacher and self report versions of the Strengths and Difficulties Questionnaire in China. Child Adolesc Psychiatry Ment Health, 2008, 2 (1): 8.

[19] Fredriksen M, Dahl AA, Martinsen EW, et al. Effectiveness of one-year pharmacological treatment of adult attention-deficit/hyperactivity disorder (ADHD): an open-label prospective study of time in treatment, dose, side-effects and comorbidity. Eur Neuropsychopharmacol, 2014, 24 (12): 1873-1884.

[20] Fung DS, Lim CG, Wong JC, et al. Academy of Medicine-Ministry of Health clinical practice guidelines: attention deficit hyperactivity disorder. Singapore Med J, 2014, 55 (8): 411-414.

[21] Ferrin M, Moreno-Granados JM, Salcedo-Marin MD, et al. Evaluation of a psychoeducation programme for parents of children and adolescents with ADHD: immediate and long-term effects using a blind randomized controlled trial. Eur Child Adolesc Psychiatry, 2014, 23 (8): 637-647.

[22] Gao SS, Shang CU, Liu SK, et al. Psychometric properties of the Chinese version of the Swanson, Nolan, and Pelham, version IV scale - parent form. Int J Methods Psychiatr Res, 2008, 17 (1): 35-44.

[23] Genro JP, Kieling C, Rohde LA, et al. Attention-deficit/hyperactivity disorder and the dopaminergic hypotheses. Expert Rev Neurother, 2010, 10 (4): 587-601.

[24] Gorman DA, Gardner DM, Murphy AL, et al. Canadian guidelines on pharmacotherapy for disruptive and aggressive behaviour in children and adolescents with attention-deficit hyperactivity disorder, oppositional defiant disorder, or conduct disorder. Can J Psychiatry, 2015, 60 (2): 62-76.

[25] Ghanizadeh A, Freeman RD, Berk M. Efficacy and adverse effects of

venlafaxine in children and adolescents with ADHD: a systematic review of non-controlled and controlled trials. Rev Recent Clin Trials, 2013, 8 (1): 2-8.

[26] Guan L, Wang B, Chen Y, et al. A high-density single-nucleotide polymorphism screen of 23 candidate genes in attention deficit hyperactivity disorder: suggesting multiple susceptibility genes among Chinese Han population. Mol Psychiatry, 2009, 14 (5): 546-554.

[27] Hamedi M, Mohammdi M, Ghaleiha A, et al. Bupropion in adults with Attention-Deficit /Hyperactivity Disorder: a randomized, double-blind study. Acta Med Iran, 2014, 52 (9): 675-680.

[28] Hamedi M, Mohammdi M, Ghaleiha A, et al. Bupropion in adults with Attention-Deficit / Hyperactivity Disorder: a randomized, double-blind study. Acta Med Iran, 2014, 52 (9): 675-680.

[29] Humphreys KL, Eng T, Lee SS. Stimulant medication and substance use outcomes: a meta-analysis. JAMA Psychiatry, 2013, 70 (7): 740-749.

[30] Hamedi M, Mohammdi M, Ghaleiha A, et al. Bupropion in adults with Attention-Deficit / Hyperactivity Disorder: a randomized, double-blind study. Acta Med Iran, 2014, 52 (9): 675-680.

[31] Jeffery NE, Joshua ML, Philip KL. Use of an internet portal to improve community-based pediatric ADHD care: a cluster randomized trial. Pediatrics, 2011, 128 (5): 1201-1208.

[32] Jensen PS, Garcia JA, Glied S, et al. Cost-effectiveness of ADHD treatments: findings from the multimodal treatment study of children with ADHD. Am J Psychiatry, 2005, 162 (9): 1628-1636.

[33] Ji N, Shuai L, Chen Y, et al. Dopamine beta-hydroxylase gene associates with stroop color-word task performance in Han Chinese children with attention deficit/hyperactivity disorder. Am J Med Genet B Neuropsychiatr Genet, 2011, 156B (6): 730-736.

[34] Katzman MA, Sternat T. A review of OROS methylphenidate (Concerta (©)) in the treatment of attention-deficit/hyperactivity disorder. CNS Drugs, 2014, 28 (11): 1005-1033.

[35] Kessler RC, Adler L, Barkley R, et al. The prevalence and correlates of adult ADHD in the United States: results from the National Comorbidity Survey Replication. Am J Psychiatry, 2006 , 163 (4): 716-723.

[36] Krieger FV, Pheula GF, Coelho R, et al. An open-label trial of risperidone in children and adolescents with severe mood dysregulation. J Child Adolesc Psychopharmacol, 2011, 21 (3): 237-243.

[37] Liu L, Guan LL, Chen Y, et al. Association analyses of MAOA in Chinese Han subjects with attention- deficit/hyperactivity disorder: family-based association test, case-control study, and quantitative traits of impulsivity. Am J Med Genet B Neuropsychiatr Genet, 2011, 156B (6): 737-748.

[38] Ma J, Lei D, Jin X, et al. Compensatory brain activation in children with attention deficit/hyperactivity disorder during a simplified Go/No-go task. J Neural Transm, 2012, 119 (5): 613-719.

[39] Maneeton N, Maneeton B, Intaprasert S. A systematic review of randomized controlled trials of bupropion versus methylphenidate in the treatment of attention-deficit / hyperactivity disorder. Neuropsychiatr Dis Treat, 2014, 10: 1439-1449.

[40] Manor I, Ben-Hayun R, Aharon-Peretz J, et al. A randomized, double-blind, placebo-controlled, multicenter study evaluating the efficacy, safety, and tolerability of extended-release metadoxine in adults with attention-deficit/hyperactivitydisorder. J Clin Psychiatry, 2012, 73 (12): 1517-1523.

[41] McElligott JT, Lemay JR, O'Brien ES, et al. Practice patterns and guideline adherence in the management of attention deficit/hyperactivity disorder. Clin Pediatr (Phila), 2014, 53 (10): 960-966.

[42] Mina Hah, Kiki Chang. Atomoxetine for the treatment of attention-deficit/hyperactivity disorder in children and adolescents with bipolar disorders. J Child Adolesc Psychopharmacol, 2005, 15 (6): 996.

[43] Murphy JM, McCarthy AE, Baer L, et al. Alternative national guidelines for treating attention and depression problems in children: comparison of treatment approaches and prescribing rates in the United Kingdom and

United States. Harv Rev Psychiatry, 2014, 22 (3): 179-192.

[44] Natalie Grizenko, Mamatha Bhat, George Schwartz, et al. Efficacy of methylphenidate in children with attention-deficit hyperactivity disorder and learning disabilities: a randomized crossover trial. J Psychiatr Neuroscience, 2006, 31 (1): 46-52.

[45] Pediatrics AAO, Improvement SOAH. Clinical practice guideline: treatment of the school-aged child with attention-deficit/hyperactivity disorder. Pediatrics, 2001, 108 (4): 1033-1044.

[46] Philipsen A, Richter H, Peters J, et al. Structured group psychotherapy in adults with attention deficit hyperactivity disorder: results of an open multicentre study. J Nerv Ment Dis, 2007, 195 (12): 1013-1019.

[47] Pliszka S, AACAP Work Group on Quality Issues. Practice parameter for the assessment and treatment of children and adolescents with attention-deficit/hyperactivity disorder. J Am Acad Child Adolesc Psychiatry, 2007, 46 (7): 894-921.

[48] Pringsheim T, Hirsch L, Gardner D, et al. The Pharmacological management of oppositional behaviour, conduct problems, and aggression in children and adolescents with attention-deficit hyperactivity disorder, oppositional defiant disorder, and conduct disorder: a systematic review and Meta-analysis. Part 1: psychostimulants, alpha-2 agonists, and atomoxetine. Can J Psychiatry, 2015, 60 (2): 42-51.

[49] Pringsheim T, Hirsch L, Gardner D, et al. The Pharmacological management of oppositional behaviour, conduct problems, and aggression in children and adolescents with attention-deficit hyperactivity disorder, oppositional defiant disorder, and conduct disorder: a systematic review and Meta-analysis. Part 2: antipsychotics and traditional mood stabilizers. Can J Psychiatry, 2015, 60 (2): 52-61.

[50] Qian Y, Shuai L, Chan RC, et al. The developmental trajectories of executive function of children and adolescents with attention deficit hyperactivity disorder. research in developmental disabilities. Res Dev Disabil, 2013, 34 (5): 1434-1445.

[51] Solhkhah R, Wilens TE, Daly J, et al. Bupropion SR for the treatment of

substance-abusing outpatient adolescents with attention-deficit/hyperactivity disorder and mood disorders. J Child Adolesc Psychopharmacol, 2005, 15 (5): 777-786.

[52] Ramsay JR. Current status of cognitive-behavioral therapy as a psychosocial treatment for adult attention-deficit/hyperactivity disorder. Curr Psychiatry Rep, 2007, 9 (5): 427-433.

[53] Rizzo R, Gulisano M, Calì PV, et al. Tourette Syndrome and comorbid ADHD: current pharmacological treatment options. Eur J Paediatr Neurol, 2013, 17 (5): 421-428.

[54] Rabito-Alcón MF, Correas-Lauffer J. Treatment guidelines for attention deficit and hyperactivity disorder: a critical review. Actas Esp Psiquiatr, 2014, 42 (6): 315-324.

[55] Safren SA, Otto MW, Sprich S, et al. Cognitive-behavioral therapy for ADHD in medication-treated adults with continued symptoms. Behav Res Ther, 2005, 27 (2): 361-372.

[56] Safren SA, Sprich S, Mimiaga MJ, et al. Cognitive behavioral therapy vs relaxation with educational support for medication-treated adults with ADHD and persistent symptoms: a randomized controlled trial. JAMA, 2010, 304 (8): 875-880.

[57] Sato JR, Hoexter MQ, Castellanos XF, et al. Abnormal brain connectivity patterns in adults with ADHD: a coherence study. PLoS One, 2012, 7 (9): e45671.

[58] Scheffer RE, Kowatch RA, Carmody T, et al. Randomized, placebo-controlled trial of mixed amphetamine salts for symptoms of comorbid ADHD in pediatric bipolar disorder after mood stabilization with divalproex sodium. Am J Psychiatry, 2005, 162: 58-64.

[59] Katusic SK, Barbaresi WJ, Colligan RC, et al. Psychostimulant treatment and risk for substance abuse among young adults with a history of attention-deficit / hyperactivity disorder: a population-based, birth cohort study. J Child Adolesc Psychopharmacol, 2005, 15 (5): 764-779.

[60] Stergiakouli E, Hamshere M, Holmans P, et al. Investigating the contribution of common genetic variants to the risk and pathogenesis of

ADHD. Am J Psychiatry, 2012, 169 (2): 186-194.

[61] Stevenson CS, Whitmont S, Bornholt L, et al. A cognitive remediation programme for adults with attention deficit hyperactivity disorder. Aust NZJ Psychiatry, 2002, 36 (5): 610-616.

[62] Strawn JR, Welge JA, Wehry AM, et al. Efficacy and tolerability of antidepressants in pediatric anxiety disorders: a systematic review and meta-analysis. Depress Anxiety, 2015, 32 (3): 149-157.

[63] Sun L, Jin Z, Zang YF, et al. Differences between attention-deficit disorder with and without hyperactivity: a 1H-magnetic resonance spectroscopy study. Brain Dev, 2005, 27 (5): 340-344.

[64] Sun L, Cao Q, Long X, et al. Abnormal functional connectivity between the anterior cingulate and the default mode network in drug-naive boys with attention deficit hyperactivity disorder. Psychiatry Res, 2012, 201 (2): 120-127.

[65] Verhulst FC, der Ende JV. Assessment Scales in child and adolescent. part of the assessment scales in psychiatry series. Alisair Burns, Series Editor. Informa UK Ltd, 2006.

[66] Virta M, Salakari A, Antila M, et al. Short cognitive behavioral therapy and cognitive training for adults with ADHD - a randomized controlled pilot study. Neuropsychiatr Dis Treat, 2010, 6: 443-453.

[67] Waxmonsky J, Pelham WE, Gnagy E, et al. The efficacy and tolerability of methylphenidate and behavior modification in children with attention-deficit/hyperactivity disorder and severe mood dysregulation. J Child Adolesc Psychopharmacol, 2008, 18 (6): 573-588.

[68] Wehmeier PM, Schacht A, Dittmann RW, et al. Effect of atomoxetine on quality of life and family burden: results from a randomized, placebo-controlled, double-blind study in children and adolescents with ADHD and comorbid oppositional defiant or conduct disorder. Qual Life Res, 2011, 20 (5): 691-702.

[69] Wiggins D, Singh K. Effect of brief group intervention for adults with attention deficit hyperactivity disorder. J Ment Health Couns, 1999, 21: 82-93.

[70] Wilens TE, Faraone SV, Biederman J, et al. Does stimulant therapy of attention-deficit/hyperactivity disorder beget later substance abuse? A meta-analytic review of the literature. Pediatrics, 2003, 111 (1): 179-185.

[71] Wu Z, Yang L, Wang Y. Applying imaging genetics to ADHD: the promises and the challenges. Mol Neurobiol, 2014, 50 (2): 449-462.

[72] Yang L, Neale BM, Liu L, et al. Polygenic transmission and complex neuro developmental network for attention deficit hyperactivity disorder: genome-wide association study of both common and rare variants. Am J Med Genet B Neuropsychiatr Genet, 2013, 162B (5): 419-430.

[73] Yu D. Additional brain functional network in adults with attention-deficit/hyperactivity disorder: a phase synchrony analysis. PLoS One, 2013, 8 (1): e54516.

[74] 朱大倩，高鸿云，朱雍雍. 哌甲酯治疗门诊注意缺陷多动障碍患儿的依从性研究. 中国儿童保健杂志，2011，19（3）：267-269.

[75] 李飞，李宝娟，苏林雁，等. 有冲动行为注意缺陷多动障碍儿童脑功能性磁共振的研究. 中国当代儿科杂志，2010，12（1）：24-28.

[76] 吴东青，王苏弘，任艳玲，等. 注意缺陷多动障碍儿童静息功能磁共振低频振幅成像与症状评分相关研究. 中华行为医学与脑科学杂志，2011，20（11）：1002-1004.

[77] 苏林雁，耿耀国，王洪，等. 注意缺陷多动障碍诊断量表父母版的中国城市儿童常模制定及信度和效度的检验. 中国实用儿科杂志，2006，21（11）：833-836.

[78] 钱英，杜巧新，曲姗，等. Weiss 功能缺陷量表父母版的信效度. 中国心理卫生杂志，2011，25（10）：767-771.

[79] 刘豫鑫，刘津，王玉凤. 简明儿童少年国际神经精神访谈（父母版）的信效度研究. 中国心理卫生杂志，2010，24（12）：921-925.

[80] 刘豫鑫，刘津，王玉凤. 简明儿童少年国际神经精神访谈儿童版儿童问卷的信效度研究. 中国心理卫生杂志，2011，（1）：17-22.

[81] 世界卫生组织. ICD-10 精神与行为障碍分类研究用诊断标准. 北京：人民卫生出版社，1995.

[82] 中华医学会精神科分会. 中国精神障碍分类方案与诊断标准（第三

版). 济南：山东科学技术出版社，2001.

[83] 美国精神医学会编著. 精神障碍诊断与统计手册（第五版). 张道龙，译. 北京：北京大学出版社，2014.

[84] 苏林雁. 儿童精神医学. 长沙：湖南科学技术出版社，2014.

[85] 中华人民共和国国家卫生和计划生育委员会. 中国儿童发展纲要（2011-2020 年）. 2012.

[86] 中华人民共和国国家卫生和计划生育委员会. 2011-2020 年中国妇女儿童发展纲要实施方案的通知 . 2012.

[87] 卫生部办公厅. 全国儿童保健工作规范（试行）的通知，儿童心理咨询技术规范 . 2009.

[88] 中华人民共和国国家卫生和计划生育委员会. 儿童心理保健技术规范 . 2013.

中国注意缺陷多动障碍防治指南（第二版）试题

一、单选题（以下每一题有 5 个备选答案，请从中选择一个最佳答案，并在答题卡上将相应字母所属的圆圈涂黑）（共 50 分）

1. 关于注意缺陷多动障碍，以下哪项描述不正确（　　）
   A. 该障碍是一种神经发育障碍
   B. 该障碍呈长期慢性病程
   C. 该障碍男性更为常见
   D. 该障碍到青春期后多自行痊愈
   E. 该障碍常常需要长期治疗干预

2. 注意缺陷多动障碍患病率一般报告为（　　）
   A. <1%
   B. 0.1%~1.0%
   C. 3%~5%
   D. >10%
   E. >15%

3. 关于注意缺陷多动障碍的病因，下面哪项描述更加全面（　　）
   A. 该障碍是一种由心理、社会因素导致的疾病
   B. 该障碍是一种由生物学因素导致的疾病
   C. 该障碍是一种由遗传学因素导致的疾病
   D. 该障碍与母孕期不利因素密切相关
   E. 该障碍是由多种生物学因素、心理因素及社会因素单独或

协同作用所造成

4. 注意缺陷多动障碍患者不存在以下哪项异常（　　）
   A. 去甲肾上腺素、多巴胺、5-羟色胺递质系统失调
   B. 脑结构与功能异常
   C. 脑电图异常
   D. 执行功能异常
   E. 甲状腺功能异常

5. DSM-5 注意缺陷多动障碍诊断标准中，注意缺陷多动障碍的症状要求出现于（　　）
   A. 3 岁之前
   B. 5 岁之前
   C. 7 岁之前
   D. 10 岁之前
   E. 12 岁之前

6. 注意缺陷多动障碍的核心症状包括（　　）
   A. 注意缺陷、多动
   B. 注意缺陷、多动、冲动
   C. 注意缺陷、多动、情绪不稳、冲动
   D. 注意缺陷、多动、冲动、学习困难
   E. 注意缺陷、多动、冲动、情绪不稳、学习困难

7. 注意缺陷多动障碍的常见共患病不包括（　　）
   A. 对立违抗障碍及品行障碍
   B. 抽动障碍
   C. 焦虑障碍及心境障碍
   D. 孤独谱系障碍
   E. 进食障碍

8. 注意缺陷多动障碍的治疗药物包括（　　）

A. 中枢兴奋剂

B. 托莫西汀

C. 可乐定

D. 部分抗抑郁剂

E. 以上药物均包括

9. 对于共患抽动障碍的注意缺陷多动障碍，应优先考虑选择哪种药物（　　）

A. 哌甲酯

B. 托莫西汀

C. 可乐定

D. 托莫西汀或可乐定

E. 抗抑郁剂

10. 在注意缺陷多动障碍的治疗中，应定期监测（　　）

A. 心率

B. 血压

C. 身高

D. 体重

E. 以上均包括

二、简答题（每题 10 分，共 50 分）

11. 简述 ADHD 的病因学研究进展。

12. 简述 ADHD 的临床表现。

13. 简述 ADHD 的常见共患病。

14. 简述 ADHD 的诊断及鉴别诊断。

15. 简述 ADHD 的治疗和预后。

CME TEXTBOOKS 国家级继续医学教育项目教材

学员注册登记表

姓　　名		年　　龄		性　　别	
科　　别		学　　历		职　　称	
工作单位				电话（办）	
通讯地址					
邮政编码		传　　真		电话（宅）	
手　　机		电子邮箱			
编　　号		成　　绩		阅卷人	

CME TEXTBOOKS 国家级继续医学教育项目教材

答 题 卡　中国注意缺陷多动障碍防治指南（第二版）

注 1：请将每一题所选项后的圆圈完全涂黑，例"●"。

1. A ○　B ○　C ○　D ○　E ○　　6. A ○　B ○　C ○　D ○　E ○
2. A ○　B ○　C ○　D ○　E ○　　7. A ○　B ○　C ○　D ○　E ○
3. A ○　B ○　C ○　D ○　E ○　　8. A ○　B ○　C ○　D ○　E ○
4. A ○　B ○　C ○　D ○　E ○　　9. A ○　B ○　C ○　D ○　E ○
5. A ○　B ○　C ○　D ○　E ○　　10. A ○　B ○　C ○　D ○　E ○

注 2：解答 11~15 题请按题目要求详细阐述，如果版面不够使用，可以另附 A4 规格的纸张补充，并与答题卡一并寄回《国家级继续医学教育项目教材》编辑部。

11. 简述 ADHD 的病因学研究进展。

12. 简述 ADHD 的临床表现。

13. 简述 ADHD 的常见共患病。

14. 简述 ADHD 的诊断及鉴别诊断。

15. 简述 ADHD 的治疗和预后。

请沿虚线剪下

联系方式：北京市东四西大街 42 号中华医学会 121 室《国家级继续医学教育项目教材》编辑部收（邮编：100710）

电　　话：010-8515 8455　8515 8590　6521 1202　6521 1203

学习培训及学分申请办法

一、《国家级继续医学教育项目教材》系国家卫生和计划生育委员会科教司、全国继续医学教育委员会批准，由全国继续医学教育委员会、中华医学会联合主办，中华医学电子音像出版社编辑出版，该教材面向全国医学领域不同学科、不同专业的临床医生，专门用于继续医学教育培训。

二、学员学习教材后在规定时间内（以出版日期为起点，期限 1~2 年）可向本教材编委会申请继续医学教育Ⅱ类学分证书，具体办法如下：

1. 学习者将“学员注册登记表”“答题卡”一并寄回，编委会可授予Ⅱ类学分证书。
2. “学员注册登记表”“答题卡”及学分申请费用请寄至：100710 北京市东四西大街 42 号中华医学会 121 室《国家级继续医学教育项目教材》编委会康彤威收，电话：010-8515 8455/8515 8590/6521 1202。
3. 编委会收到“学员注册登记表”“答题卡”后，将按规定申领继续医学教育Ⅱ类学分证书并统一邮寄给学员。

三、学员在解答试题过程中，必须注意和遵守以下规定：

1. 答题卡用黑色或蓝色的钢笔、圆珠笔填写，正楷字体书写，字迹务必清晰。如果字体、字迹模糊不清，将影响阅卷成绩。
2. 学员必须在规定的时间（以出版日期为起点，期限 1~2 年）完成试题，并把试题寄回编委会。
3. 解答试题，如果版面不够使用，可以另附 A4 规格的纸张补充，并与答题卡一并寄回。

《国家级继续医学教育项目教材》编委会